できる、効果がわかる！
つまようじ法

歯周治療における**宿主強化療法**

渡邊 達夫 著

一般財団法人 口腔保健協会

目　　次

序　　章 ……………………………………………………………… 1
　1．二種類の歯科医師　　1
　2．抜歯の最大の原因と宿主強化療法　　2
　3．今までの歯科医療　　4
　4．歯科医師の職務とは　　6

第1章　「つまようじ法」が生まれるまで ……………………… 8
　1．科学に目覚める　　8
　2．フッ化物の応用　　9
　3．ブラッシングと歯周病　　10
　4．原法「つまようじ法」　　14
　　　歯ブラシの毛先を唇・頬側から歯間部に入れる／15
　　　口蓋側・舌側から歯間部に入れる／17　　辺縁歯肉／18
　　　歯ブラシの毛先で歯垢除去／18　　ピストン運動／19
　5．V-7歯ブラシの開発　　19
　6．岡山大学予防歯科での思い　　23

第2章　つまようじ法のエビデンス（根拠）……………………… 29
　1．臨床での評価　　29
　　　歯の動揺とつまようじ法／29　　口臭治療とつまようじ法／30
　　　妊婦と歯肉出血・喫煙／32
　2．動物実験　　34
　　　実験的歯肉炎と側副循環／34
　　　ブラッシングのマッサージ効果と血流，細胞増殖／40
　　　マッサージ効果の出現範囲／41

第3章　宿主強化療法に基づくつまようじ法を理解する ……… 45
　1．健康の保持増進と歯周病　　45
　2．炎症と歯周病　　48
　　　歯周病についての臨床的考察／52　　歯周病についての組織的考察／52
　　　歯周病についての病因論的考察／55

3．宿主強化療法に基づくつまようじ法の臨床　　58
　　　　臨床のまとめ／58　　具体的な方法／60　　なかなか治らない時／68
　　　　出血性素因の患者／69　　習得するために／69　　周術期／71
　　　　歯肉の退縮／72　　インプラント周囲粘膜炎／73
　　4．Q&A　　74

第4章　今までの歯周治療を批判的にみてみよう …………… 80
　　1．原因除去療法と対症療法　　80
　　2．今までの歯周治療の理論　　81
　　　　実験的歯肉炎をどうみるか？／81
　　　　ブラッシング指導で歯周病は治る？／82
　　　　歯石除去（スケーリング），ルートプレーニングは効果がある？／82
　　　　歯周外科治療は必要か？／83
　　　　歯周組織再生療法（GTR）で劇的に回復する？／84
　　　　初診時全顎除染療法（OSFMD）とは？／85
　　　　歯周内科療法の効果は？／86　　ホープレス・ティースとは？／87
　　　　抜歯／88
　　3．歯周治療の「ウソ，ホント」　　89
　　　　歯ブラシの毛で歯周ポケット内の歯垢を除去できる？／89
　　　　ブラッシングが歯肉縁下歯垢に影響を与える？／89
　　　　歯石が歯周病の原因？／90　　歯周ポケット2〜3mmは正常？／91
　　　　歯周病の指標とは？／92　　歯周病原菌が全身に及ぼす影響は？／93
　　　　「よい患者」と「悪い患者」って？／94　　ブラッシング指導と評価／94
　　4．歯周治療を評価する　　95
　　　　評価の方法／95　　医療保険による歯周治療の評価／96
　　　　むし歯予防の轍をふまないために／97

終　章 …………………………………………………………… 100

文　献 …………………………………………………………… 106

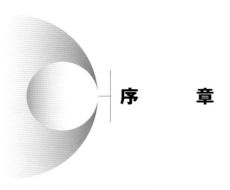

序　章

1．二種類の歯科医師

　歯科医師は二種類に分けられると思う．歯の病気を治すことが目的の歯科医師と，患者さんの健康を一生保持し増進することが目的の歯科医師である．

　歯の病気を治すことが目的の歯科医師は，病気の本質を極め，治療法をよく学び，技術を磨く．そんな涙ぐましい努力をしても治療が成功しない場合，歯を抜けば病気はなくなる．そして，入れ歯を作る．病気の終着点は，抜歯と入れ歯の作成であると思う．自分の技量が足りなくて抜歯をしても社会が「残せない歯を抜くのは当たり前」と思っていれば，何も問題はない．社会通念というものだ．病気を治すことが目的の歯科医師は，むし歯・歯周病という「病気」に考え方の出発点があるから，私はDisease-oriented concept in dentistry（病気を治す歯学）と名づけようと思う．

　歯科医師は学生時代，歯を削る，詰める，歯を抜く，そして入れ歯を作る方法を学ぶ．これを忠実に実行すると，歯科医師が治療するたびに患者さんの歯が減っていく．また，歯科医師のほとんどは，医療保険で収入を得ているが，医療保険は歯を削るとお金がもらえ，歯を抜くとまたお金が入り，入れ歯を入れるとさらに収入が増える仕組みになっている．歯科医師が歯を削れば削るほど，歯を抜けば抜くほど収入は増えるのである．このように，歯科医師教育も歯科医療保険も歯がなくなる方向に進んでいるが，誰もこれに疑問を呈することなく50年以上が過ぎた．私は，高齢者で歯が全くない人を見ると，厚生労働省と歯科医師の力量不足を感じてたまらなくなる．歯科医師が歯を抜くことを厚生労働省も是認しているのである．

　これに対し，患者さんの健康を一生保持し増進することが目的の歯科医師は，健康とは何か，健康の保持増進をするにはどうすればよいかを考え，治療方針を立てる．それは，Health-oriented concept in dentistry（健康を保持増

表1 臼歯部補綴装置の相違による比較[1]

咬合力，咬合接触面積は現在歯数が減るほど小さくなる．ブリッジを装着しても80％に落ち，部分床義歯では35％に，総入れ歯では10％に落ちてしまう

	健全歯列	ブリッジ	部分床義歯	全部床義歯
人数（人）	332	84	112	93
年齢（歳）	32.8±13.6 —***—	49.1±12.8 —***—	66.5±110.1 —***—	74.6±6.2
現在歯数（本）	28.9±1.4 —***—	27.0±2.0 —***—	16.4±6.5	0.0±0.0
咬合圧（MPa）	29.7±4.2 —*—	31.0±4.9	31.1±8.8 —*—	34.4±12.2
咬合力（N）	488.5±282.9 —***—	393.7±253.7 —***—	173.6±168.5 —***—	54.7±41.4
咬合接触面積（mm^2）	16.2±8.8 —**—	12.6±7.7 —***—	5.8±5.2	1.9±1.7

Mean±S.D.　$*p<0.05$, $**p<0.01$, $***p<0.001$（unpaired t-test）

進する歯学）であると思う．例えば，歯を抜いてブリッジにした方が患者さんの健康を一生保持し増進することができるのか，抜かずに治療したほうがよいのかを考えた時，今までは判断するためのデータがほとんどなかった．健康の保持増進を目的としても，判断材料がなかったから，自分の経験と勘に頼って治療方針を決めざるを得なかった．

　近年，義歯やブリッジの機能回復能は天然歯には及ばないというデータが出てきた（**表1**）[1]．また，歯を抜くとネズミの学習能力が落ちることもデータとして示された[2]．これらのデータを基にして論理を組み立てれば，歯は削らず抜かない方がよいとなる．歯を削らない，抜かない治療法が患者さんの健康を保持し増進する．そして，この治療法を実践するのが後者の患者さんの健康を保持し増進することが目的の歯科医師である．これについては「抜くな　削るな　切るな　つまようじ法で歯も体も健康」（リサイクル文化社）（**図1**）を参照してほしい．

2．抜歯の最大の原因と宿主強化療法

　日本で抜歯の最大の原因は歯周病である．歯を抜いた後は，ブリッジやインプラント，入れ歯を入れる．入れ歯は，歯がない時に比べ口腔内の状況がよくはなるが，天然歯と比べたら最高でも8割程度の機能しか回復しない．また，インプラントは生体にとって異物を顎の骨に埋め込むという大手術である．イ

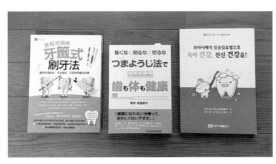

図1 つまようじ法を紹介した書籍
左から中国語版(2016)，日本語版(2009)，韓国語版(2011)

ンプラント周囲炎が起こる可能性は否定できない．治療に苦痛が伴い，口の機能が落ち，お金がかかる．これらの治療以外に何か方法はないものかと考えてしまった．天然歯を残せる方法がみつかればそれに越したことはない．むし歯が急激に減ってきた今，歯周病の予防・治療が功を奏すれば天然歯を残せるだろう．

　近年，歯周病が抜歯の原因のトップになった大きな理由はむし歯の予防法が確立したからである．それに引き換え，歯周病の治療法は70年前と変わらず，歯石を取り，歯磨きをし，歯肉を切って歯垢と歯石を取ることである．歯周病の症状は再発し，歯石が見えていないにもかかわらず，歯石除去をしている．歯垢・歯石除去以外の治療法はないに等しい．病気そのものを治療するには，原因除去療法と自然治癒力が必要である．歯周病は，歯周病原菌といわれるものが原因で，それは歯肉縁下歯垢の中で生きている．歯肉縁下歯垢はバイオフィルムといわれるように，ぬるぬる，ねばねばし，簡単には除去できない．歯肉縁上歯垢をスケーラーで取ろうとしても1回や2回では取り切れないのに，歯周ポケットの中の歯肉縁下歯垢を除去するのは無理である．歯周病の原因除去が完全にできないので，私は生体の自然治癒力を加えて治療法を考え直す必要があると思った．

　本書で紹介する宿主強化療法とは，歯周病原菌を代表とする細菌に負けない歯肉にする（生体の自然治癒力を高める）方法である．「つまようじ法」は宿主（生体）を強くすることによって歯周病を治し，再発を予防する．この理論は世間一般の原因除去療法とは明らかに異なっている．その時代や分野におい

て当然と考えられていた認識や思想，価値観などが劇的に変わることをパラダイムシフトというが，宿主強化理論に基づくつまようじ法は，歯周病学においてパラダイムシフトを起こす可能性を秘めている．

　また，公衆衛生学を学んでいた私は，歯科医院に行かずに一生自分の歯で食べられる社会が来ることを望んでいる．その意味ではむし歯に対するフッ化物の応用は，公衆衛生学的には素晴らしい方法である．歯周病に関していえば，今までの治療法だけでは，困ったことにほぼ全員が歯科医院に行って治療を受け，抜歯され，入れ歯になってしまう．

3．今までの歯科医療

　公衆衛生学は疫学理論を多用する．それは論理的な思考であり，あらゆる科学的な論理を包含したものである．そのうちの1つにEBM（Evidence-based Medicine：根拠に基づく医療，p.47）がある．事実を基に論理を組み立て，結論に至り医療を行う．私は大学では知識と技術を学ぶことも必要だが，問題発見，問題解決能力を身につけることも重要と考えていたので，岡山大学の学生に「**表2**から導き出せる結論は何か？」と質問した．**表2**は，100歳以上の人がまだ1,000人余りしかいなかった時のデータであるが，100歳以上の人で自分の歯だけで食べている人は4％，総入れ歯と歯ぐきで食べている人は92％である．

　1つの結論としては，「100歳以上の人で歯が全くない人が92％であるから，人間は歯がなくても長生きできる」というものだ．野生動物では歯がなくなることは死を意味する．肉食動物は獲物をとることができない，草食動物は植物を引きちぎることもできない，すり潰して吸収をよくすることもできない．人間は包丁を使って細かく切り，熱を加えることで軟らかく，消化をよくすることもできる．だから歯がなくても長生きできるのだろう．しかし，長生きするだけが人生ではない——楽しく長生きできることが大事である．

　ある1人の学生が**表2**を見て，「今の歯科医療をこのまま続けると，みんな歯がなくなってしまう」という結論を出した．突拍子もない発想だが，否定する根拠がない．歯科医師は，歯を削ってつめ物を詰め，歯を抜いて入れ歯を入れ，歯ぐきを切ったりして，むし歯や歯周病を治療している．しかし，これら

表2 100歳以上の人(1,018人)の歯の状況

100歳以上の人で自分の歯だけで食べている人は4%で，92%の人は歯が全くない．人間は歯がなくても長生きできる

区分	総数	歯肉のみ	総入れ歯	自分の歯と入れ歯	自分の歯	不詳
総数	100% 1,009人	44.3% 447人	47.8% 482人	3.6% 36人	4.1% 41人	0.3% 3人
男	100% 181人	35.4%	54.1%	3.9%	6.1%	0.6%
女	100% 828人	46.3%	46.4%	3.5%	3.6%	0.2%

「長寿者保健栄養調査の結果概要」健康・体力づくり事業団（S.56.2〜56.3）

表3 100歳の人の一番の楽しみ

今一番の楽しみは何ですか？	100歳の人666人（回収率：50.9%）
1位　おいしいものを食べること	51.1%
2位　家族との語らい	39.0%
3位　眠ること	31.4%
4位　友人とのおしゃべり	19.2%

（読売新聞 1984-9-11）

の治療法をすればするほど歯が減ってなくなっていく．考えてみると，ミニマムインターベンション（人体に対する治療を最小限にすること）という言葉が出てくるまで，予防拡大*という言葉もあった．「今の歯科医療をこのまま続けていくと歯がなくなってしまう」という指摘は，従来の病気を発想の原点とした考え方（Disease-oriented concept）の弱点を突いたような気がする．

　読売新聞によると，100歳の人に「一番の楽しみは何か？」と質問したら，1位は「おいしいものを食べること」であった（**表3**）．この調査から楽しく長生きするには，「一生おいしいものが食べられること」といってもいいと思える．しかし，1本の歯に金属冠をかぶせると噛む能力（咀嚼能率）と歯と歯

---

*　予防拡大

　むし歯を削る時，次にむし歯になるであろう部分をついでに削り，健康な歯面だけにして充填すること．しかし，その歯の環境を変えずに充填しても，また別の新しいところからむし歯ができるので，処置をしたことによって歯の実質部分は減り，歯は早くなくなっていく．

が接触する面積（咬合接触面積）は90％に落ちてしまう．ブリッジで修復しても80％までしか回復しない．部分入れ歯では40％弱，総入れ歯になると10％まで落ちてしまう（**表1**）．これではおいしいものを食べるという要求を満たすことはできない．

4．歯科医師の職務とは

　日本は世界一の長寿国になったが，それに対して歯科医師は何か貢献できたのだろうか．歯がない人でも長生きできる（**表2**）が，長生きした人が一番の楽しみの「おいしいものを食べること」を満足させるのは歯科医師の職務である．私は一生自分の歯でおいしく食べられる社会にすることを，歯科医師・歯科衛生士は目指してほしいと思っている．

　日本歯科医師会は8020運動（80歳で20本以上の歯を残す）を展開し，一生自分の歯で食べられる社会にすべく活動をしている．むし歯予防のため，フッ化物の応用を積極的に取り入れたことは素晴らしいことである．子どもたちのむし歯が急激に減少したことにも大きく影響していると思う．

　病気を治し予防を目的とする歯科医師と，患者さんの健康を保持し増進させることが目的の歯科医師の二種類がいると前述した．どちらも知識と技術はほとんど一緒であるから，治療直後患者さんにその違いはわからない．しかし，両者の哲学は違うので治療方針が異なり，時間の経過とともにその差が出てくる．健康の保持・増進が目的の歯科医師・歯科衛生士は，患者さんに「健やかに美しく老いてもらうために，歯科医師・歯科衛生士として何ができるか」を常に考え，行動に移し，成果をチェックし，再度挑戦している．むし歯の減少のおかげで，自分の歯で食べられる高齢者が多くなった．もちろん，歯科医師の意識改革もあった．現在の歯科医療をこのまま続けていくと，ほとんどの人の歯がなくなってしまうと気がつき，日々の診療の改善に取り組んだのである．患者さんの歯を削れば収入が増え，歯を抜けば儲かるにもかかわらず，あえて歯を残す方向に自分の診療をシフトしたのである．

　では，健やかに美しく老いるために歯科医療従事者は何ができるのだろうか？　前述した「一生自分の歯でおいしく食べられる社会」の到来である．抜歯の最大の原因であるむし歯と歯周病の二大疾患を克服すれば，一生自分の歯

で食べられる社会がやってくる．天然痘はほぼなくなった．ポリオの発生も残すところ2カ国になった．むし歯も日本においては，フッ化物配合歯磨剤の普及により急激に減少した．歯科公衆衛生学の大きな成果だが，歯周病はまだ解決の糸口がみつからない．

　私は国民の皆さんの税金で賄われている国立大学で，同僚たちと一緒に研究をさせてもらい，また生計も立ててきた．福沢諭吉は「活用なき学問は無学に等しい」といった．私も社会に活用できる研究をしたいと心がけてきた．研究の成果は論文に発表し，国民の皆さんが一生自分の歯で食べられるような社会になるようにという願いを込めていた．つまようじ法ブラッシングは歯周病の予防・治療に大きく貢献できると思っている．しかも，歯垢・歯石を取るだけの従来の対症療法的な考え方とは異なった宿主強化の理論（生体の自然治癒能力を高める理論）に基づいたもので，科学的なデータも揃ってきている．だからつまようじ法ブラッシングが社会に広がれば，「一生自分の歯でおいしく食べられる社会」に大きく貢献できると信じている．

　私の人生の大半を費やした思いや研究，活動をこの本に集約した．

　最後までお読みいただければ望外の幸せである．

第 1 章　「つまようじ法」が生まれるまで

1. 科学に目覚める

　1970年代後半のことである．私は博士号取得後，研究生（当時はポスドク）としてアメリカ合衆国のテキサス大学に研究に行った．5人のテクニシャン[*1]（専門技術者で全員が修士の学位を持つ）の部下と，コエンザイム Q_{10} とビタミン B_6 の研究を始めた．ボスのフォーカス教授はコエンザイム Q_{10} を結晶化した人で，ノーベル賞候補にもなった．フォーカス教授はテクニシャンから上がってきたデータを私と2人で一つひとつ見ながら，「次はこの実験をしなさい」と指示していた．その指示に従って実験計画を立て，テクニシャンに実験を依頼し，データを整理するのがポスドクである私の仕事だった．フォーカス教授とのディスカッションは1週間に2回くらいあった．毎回教授はデータの解釈方法を教示してくれた．自然の法則性をみつけ出す方法である．データをいろいろな角度から解釈し，適当に取捨選択する．面白そうな解釈が生まれると，それを裏づけるデータを性急に要求する．毎朝，「まだか？　まだか？」としつこく聞いてくる．データが期待どおりの結果にならないと「Forget it（忘れなさい）」で終わりである．

　今から考えると，フォーカス教授から科学的な考え方を教えてもらったように思える．「事実を基にして論理を組み立て，結論に至る」というものである．

[*1]　テクニシャン
　スイ・ヤンという印象深いテクニシャンがいた．香港生まれの女性で，ご主人はテキサス大学の博士課程にいた．ご主人もアルバイトはしていたが，生活費をスイ・ヤンが稼いでいた．スイ・ヤンが「私は決して日本人を好きにはならないだろう」と僕にいったことがある．彼女の祖父・祖母は彼女のお父さんの目の前で日本の軍人に殺された．お父さんは彼女に，「お前の子ども，孫，ひ孫と代々にわたってこのことを伝えよ．絶対忘れるな」といった．彼女はこれを子孫代々に伝えるという．「お父さんの日本人に対する恨みほど強くないが，私は決して日本人を好きにはならないだろう」といっていた．

1つのデータからたくさんの解釈が生まれるが，仮説として採用されるのはせいぜい1つである．新しい法則をみつけるのはなかなか大変だ．ましてやいくつかの新知識を要約，統合化して新しい学説を立てるなんて至難の技だ．

──その後，テキサス大学から帰ってきて，せっかく科学的な考え方を学んだのだから，歯科医療についても自分なりに科学的な目でみようと考えた．利根川進（生物学者でノーベル生理学・医学賞授賞）は「エイズハンドブック」の中で，「私は科学者として物事を考える時，事実を基にして論理を組み立て，結論に至るようにしている」と書いてあった．これだったら，私にも科学的な考え方ができると思えた．フォーカス教授がやっていた通り，自分の意見をいう前に事実をみつめ，話の筋道を立てて考え，自分の意見を作るのである．

2．フッ化物の応用

むし歯と歯周病が国民病といわれていた時代なので，この二大疾患をなくすことが歯科医師の大きな使命であると考えた．この頃の私はまだ病気を治す歯科医療から脱却できていなかった．

むし歯の予防には，すでにフッ化物の応用が奏功することがわかっていた．あとは世間に普及させることである．水道水のフッ素化という手法があったが，フッ素反対運動が盛んな時代で，フッ化物の応用という発言をしようものなら，どこで聞きつけてきたのかわからないが，フッ素反対派が現れて公開討論会なるものが開かれ，大論争になった．賛成派，反対派双方とも滅茶苦茶勉強していて，入り込む余地はなさそうである．フッ素反対派の意見は，フッ素が毒物である，集団応用は個人の選択の自由を奪うという2つが主なものだった．

人の考え方として，毒物ゼロ志向と毒物コントロール志向がある．毒物ゼロ志向とは毒はあってはならないものだから，ゼロにしようとする考え方である．科学が未熟で毒物の有無を知るだけの定性的な測定法の時代には，毒物ゼロ志向が主流をなす．その考えに従うとフッ素は毒物であるから，すべてだめである．しかし，科学が進歩して定量できるようになると，この濃度だったら人体に影響なく健康に貢献することができるが，ある一定量を過ぎると害を及ぼすということがわかる．そこで，毒物の量をコントロールして人間に都合のよいように利用しようとするのが毒物コントロール志向である．フッ素は毒物

であるが，濃度を調整することによって人々の健康に貢献することができる．

しかし，水道水へのフッ化物添加で問題となる個人の選択の自由を奪うという論点は未解決のままである．水道水にフッ化物を入れてしまうと，フッ素が嫌な人も飲まなくてはならない．それが個人の選択の自由を奪ってしまうという主張である．これをクリアするにはフッ化物の歯面塗布や歯磨剤への添加による予防法を進めることである．やりたい人だけやればよいのだから，これでむし歯は国民病といわれなくなるだろうと考えた．考えるだけでは不十分である．実践しなければならない．正しい理論に基づいて実践し，成果を確認することである（PDCA サイクル[*2]）．当時，日本むし歯予防フッ素推進会議の仲間に入れてもらって，フッ化物配合歯磨剤の普及活動に参加した．これでむし歯は減ると考えた．残るは歯周病である……．

3．ブラッシングと歯周病

テキサス大学から帰ってきてしばらくの間，図書館にこもって歯周病の勉強をした．一番印象に残ったのはタイレードらなどが発表した実験的歯肉炎だった（図2）[3]．妊産婦に協力を求めて行われた介入実験である．歯磨きが上手にできる被験者に，15日間ブラッシングを止めてもらった．すると歯肉縁上歯垢はたまっていくが，2, 3日遅れて歯肉炎が起こってきた．15日後，ブラッシングを再開すると歯肉縁上歯垢はきれいに取れて，歯肉炎が治った．歯肉縁上歯垢が先にたまり，それを追うように歯肉炎が起こってくる．歯肉縁上歯垢

[*2] PDCA サイクル

Plan（計画），Do（実施），Check（評価），Act（改善）の略で，この順番で作業を進めていくと前進するという．患者さんに歯科保健指導を行う場合，従来のやり方では，歯垢を除去することを目的（Plan）としてブラッシング指導（Do）をする．その後，評価（Check）して，新しい行動（Act）を起こす．評価としては，PCR（Plaque Control Record）が評価の1つである．また，自分が行ったブラッシング指導で何パーセントの患者さんのPCRが減少したか評価する必要もある．評価した結果，期待していた通りにならなかった場合，計画が間違っていたか，実施できていなかったかのいずれかである．

歯周治療についても PDCA サイクルを当てはめてみる必要がある．科学の分野で検証に使う，理論，実践，成果と同じことだが，治療により成果が上がらなかったら，理論が間違っているか実践できていなかったか，またはその両方と考える．一般臨床で Plan と Do はよく行われているが，Check が十分ではないので効率的な成果が得られないことが多い．

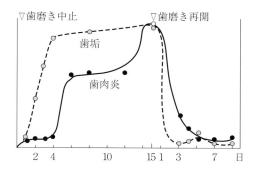

図2 歯肉炎と歯垢の関係[3]
歯磨きを止めると歯垢がたまり，その後，歯肉の炎症が起こる．15日後，歯磨きを再開すると，歯肉炎が治る．だから歯垢が歯肉炎の原因であると結論づけた

を取り除くとそれを追うように歯肉炎が治っていく．

　この事実を基にして論理を組み立て結論に至るとすれば，「歯肉縁上歯垢がたまって歯肉炎が起こり，歯肉縁上歯垢が取れると歯肉炎が治まっていくから，歯肉縁上歯垢が歯肉炎の原因である」という結論が得られる．歯肉縁上歯垢は細菌の塊だから，細菌が歯肉炎を起こしているという考えは簡単に受け入れられた．この結論から歯肉縁上歯垢を取り除くことに焦点が当てられた．歯肉炎は口の中が汚れている人に起こることはわかっていたが，歯肉縁上歯垢が原因であると結論づけたのはタイレードらのグループである．この事実は歯垢の蓄積と歯肉炎とは相関関係にあることを意味する．しかし，相関関係と因果関係[*3]は必ずしも一致しないということは心しておく必要がある．

　タイレードらが使った歯垢指数はプラークインデックスで，歯肉縁上歯垢の量を測定し，歯垢の質には関与していない．また，私たちがこの実験的歯肉炎を追試してみたが，こんなにきれいなデータは得られなかった．また彼ら以外の研究機関から同じようなデータが得られておらず，疫学ではこれを関連の一致性がないという．関連の一致性がないと相関関係は必ずしも因果関係にはならない．

　——それはさておき，歯肉縁上歯垢が歯肉炎の原因であると結論し，歯肉縁上歯垢を除去することに重点が置かれた．歯肉縁上歯垢の除去方法として，当時の日本ではローリング法が主流であった．ローリング法で歯肉縁上歯垢を取り除こうと思えば，硬い毛の歯ブラシの方がよく取れるので，一時期硬い毛の歯ブラシが勧められた．しかし，今は硬い毛の歯ブラシによるローリング法は

あまり勧められていない．歯肉に強い刺激が加わり，頬側歯肉の退縮が起こるからである．現在は歯頸部付近の歯肉縁上歯垢が除去できるバス法やスクラビング法が勧められている．

歯肉縁上歯垢が一番ついているところは，歯と歯の間で，歯肉炎の初発は歯間部である．であれば，歯間部の歯肉縁上歯垢を取り除くことが重要になる．デンタルフロスを使えば歯間部の歯肉縁上歯垢は取れる．しかし，デンタルフロスを使っている人でも歯肉炎が起こっていることがある．「歯肉縁上歯垢が歯肉炎の原因である．だから歯肉縁上歯垢を完全に取ればよい」という理論に間違いはないのだろうか．一生懸命ブラッシングしても歯周病が再発したり，完全にひかなかったりする．そうすると歯科医療従事者は，「磨いていると磨けているとは違う」という．確かに，「磨いている」と「磨けている」とは違う．だったら，「どうやって磨けば歯周病が再発しないかを教えてほしい」というのが患者さんの声だろう．当時の歯科保健指導といえば，口頭で指導する

＊３　相関関係と因果関係

相関関係は，いくつかの事象の変量（例えば，う蝕の数と歯磨きの回数）の間に密接な関わり合いがあり，一方が変化すれば他方も変化するような関係をいう．相関があるとは，片方が増えれば他方が増える場合（正の相関）や片方が増えれば他方が減る（負の相関）関係をいう．むし歯の少ない人は歯磨きの回数が多いという関係（負の相関）が例である．ここですぐに，「歯磨きをすればむし歯が予防できる」ということはできない．歯磨きの回数が少ないことがむし歯の原因（因果関係にある）とは考えられないからである．また，「磨いていると磨けているとは違う」という論を引張ってきて，「むし歯予防のために歯を磨こう」という結論も導き出せない．むし歯の発生には，歯磨きよりももっともっと大きな要因が絡んでいるからである．

因果関係は，原因とそれによって生じる結果との関係をいう．因果関係があれば相関関係があるはずである．しかし，相関関係があるから，必ずしも因果関係にあるとは限らない．現在，科学の分野では歯磨きだけではむし歯予防はできないというのは常識になっている．

相関関係が因果関係になる条件として，アメリカの喫煙と健康に関する委員会（Smoking and Health, 1964）は，関連の一致性（Consistency：違った場所，違った研究機関のデータがほぼ同じ結果を出している），関連の強固性（Strength：関連の強さが高く，量と反応の関係が得られている），関連の特異性（Specificity：1つの要因と他の要因との関連がそれ以外の要因とは明らかに違って強い），関連の時間性（Temporal relationship：原因と考えられる要因が先にあって結果と考えられるものがその後に来ている），関連の整合性（Coherence：すでに得られている事実や知識と矛盾がない）の5つをあげている．この5つが満たされたら相関関係を因果関係といってもよいという．

のが当たり前だった．それで患者さんが指示した通りにできたかどうかは私の頭になかった．評価という考えがなかったのである．今から考えれば，PDCAサイクル（p.10頁）を実践していれば口先だけの歯科保健指導では効果がないことがすぐにわかったはずだ．

　ある日，「歯と歯の間を磨いてください」と患者さんに指導していた時，1人の患者さんが手鏡を持ちながら，歯ブラシのつま先で歯と歯の間に毛先を入れているのを見た．その時，歯と歯の間の歯肉縁上歯垢はそうしなければ取れないと気がついた．以降，私の指導方法は「歯ブラシの毛先を歯と歯の間に突っ込んでください」に変わった．ほとんどの患者さんは「はい，はい」って返事してくれるけど，なかなか期待したとおりにはやってくれない．言葉による伝達の難しさを痛感したので，私が患者さんの歯ブラシで患者さんの口の中をブラッシングしてみた．そうしたら「これは気持ちがいい」といってくれた．その言葉を聞いてから，私は患者さんの口の中を次から次へと磨いていった．「これはすごい！」「目からうろこが落ちたようだ」「針金の歯ブラシでされたのかと思った」「気持ちよかった」と患者さんの反応が変わってきた．この方法だったら患者さんもブラッシングに興味を示してくれて，動機づけがやりやすくなる．——つまようじ法と術者ブラッシングの原点になった．

　ブラッシングについて患者さんが自ら感想を述べてくれることは今までになかった．「術者がブラッシングを患者さんの口の中でやってみせる」ことを術者ブラッシング（Professional tooth brushing）と呼んでいる．1980年頃の話である．さらに，術者ブラッシングとつまようじ法を併用することで歯周病の症状が急によくなることに気がついた．1人の患者さんは「先生，肉が噛めるようになりました」，またある患者さんは「私は豆を食べるのが好きで，しばらく食べられなかったのに，この頃噛めるようになった」ともいってくれた．そして，つまようじ法を効率よくできる歯ブラシはないものか，広島大学予防歯科の医局員で話し合った．戸田恭二先生（元徳島大学助教授，現在開業）だったと思うが，「1列の歯ブラシだったらやりやすいと思いますよ」と提案してくれたので，サンスター[*4]に電話して相談した．しかし，1列の歯ブラシができても使い方がわからなかったら役には立たない．「毛先を歯間部に入れる方法を，どうしたら皆に知らせることができるか」が課題になった．歯と

歯ぐきの境目に指で消毒薬を塗布し，1列の歯ブラシの毛先で薬を歯と歯の間に押し入れたら効果が出るはずである．薬はクロールヘキシジンにした．歯ブラシとクロールヘキシジンをセットにしたものを商品化したが，売れなかったのだろう．歯ブラシだけは小型のペリオ T-1（サンスター社製）として残っている．

4．原法「つまようじ法」

　その後，岡山大学予防歯科に移ってからは，このブラッシング方法を歯間部清掃法岡大式と名づけた．つまようじ法とよく似た方法として，「ゴットリーブの垂直法」や石川　純先生（北海道大学名誉教授）の「1歯ずつのたて磨き」がある．ゴットリーブの垂直法は石川先生が日本に紹介し，1歯ずつのたて磨きの原点になったが，その文献は手に入らないとのことだった．

　つまようじ法は歯周病による歯の動揺が改善でき，歯肉出血も止まる．口臭も改善することがわかった．また，歯はきれいに光って，口の中が気持ちよくなる．こんなに素晴らしいブラッシング法だから，何とかして世間に広めたいと思った．テレビやラジオに出たり，新聞に掲載してもらった．

　あえて原法「つまようじ法」と書いたのは，後述するように歯垢除去を目的として考え出されたブラッシング法ではあるが，その後20年余りの研究で歯周病の予防・治療には宿主を強化することが重要であると気づき，つまようじ

＊4　サンスターの安福常務
　大阪大学予防歯科の初代教授である松村敏治先生は，サンスターの研究員を多数指導されていて，定年退官後はサンスターの研究所所長として赴任された．松村教授が大変可愛がっていた広島大学の岩本教授の下に，よくサンスターの安福常務が来られていた．安福常務は松村教授を非常に尊敬していた．そんな関係で，私も安福常務に会うチャンスがあった．私が広島大学の助教授だった時のことである．
　──当時，大学と企業の癒着が批判されている頃だった．そんな中，広島の料亭での会食である．「なぜ，企業の人が大学の人間とこのように会うのですか？　癒着じゃないですか？」と聞いてみた．安福常務は「癒着じゃない．お互いの理解を深めるために，こういう会も必要なんだ．大学の先生がどんなに良い研究をしても，企業がなければその研究は社会に広がっていかない．大学と企業は社会でそれぞれが分担している」ということだった．確かに，どんなに国民のためになる研究をしても，社会に広がらなかったら無用の学問になってしまう．企業が広げてくれて初めて社会のためになる．納得した．大学も素晴らしい企業と協力する必要性を感じた．

法もその理論に合致するように変えてきた．原法つまようじ法と宿主強化療法を取り入れたつまようじ法とは理論・術式ともに明らかに異なる．原法つまようじ法をすでに習得した方にもその違いをわかってもらいたい．そして，より効果的なつまようじ法を開発してほしい．歯間部の歯垢を除去することを主眼とした原法つまようじ法の具体的な方法は以下のとおりである．

1）歯ブラシの毛先を唇・頬側から歯間部に入れる

歯ブラシの毛先を歯と歯の間に押し入れる．どんな方法でもいいので，毛先を歯と歯の間に入れる．一般的に下顎前歯の唇側をブラッシングする時は，歯ブラシの毛先を歯と歯ぐきの境目に当てて，毛先を歯の先端側（上方）に傾ける（図3）[4]．その角度を維持したまま，毛先が舌側に突き抜けるように押し込む．次いで，毛先を引き抜いて元の位置に戻す．また，押し込む．このピストン運動を1カ所あたり10回くらい繰り返す．押し込む方向は毛が植わっている方向で，その角度がずれると毛が早く開いてしまう．

上顎の前歯部唇側は，歯頸部に当てた毛先を歯の先端側に傾け，その角度を維持したまま，毛先が口蓋側に突き抜けるように押す．傾ける角度はさまざま

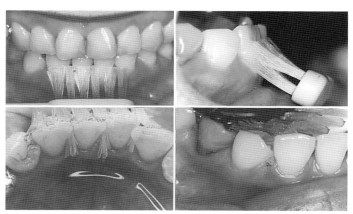

図3　原法つまようじ法[4]
歯ブラシの毛先を歯と歯ぐきの境目にあて，毛先を上に向ける(上)．その角度を維持したまま，毛先を爪楊枝の要領で歯と歯の間に押し込む(下)．反対側に突き抜けるのが確認できたら，毛先を引き抜く．このピストン運動を10回くらい繰り返す

なので臨機応変に対応する．初めは歯軸に対して 30° と書いたが，そんな簡単にはいかない．人によっても，部位によっても違う．効果がでるつまようじ法は，熟練した術者がやらなければならない．それこそ臨床である．

　つまようじ法を感覚的に知るには以下の方法がわかりやすい．上顎前歯部の歯頸部に右手で持った歯ブラシの毛先を当てる（図 4-a）．咬合平面と平行にした歯ブラシの柄を歯肉に近づける（図 4-b）．この時，柄が歯肉に触れると痛いので，注意する．次いで，左手の人差し指を歯ブラシのヘッドにあて，毛先の方向にグッと押す．できるだけ深くまで押し込む．すると適量の毛束が歯の間に入っていく（図 4-c）．押し込みが終わったら毛束を引き抜いて元の位置に戻す．歯ブラシの毛先を一度歯肉から離して，もう一度毛先のポジションを定め，柄を歯肉側に傾け，左手の人差し指で押し込む．この動作を 4，5 回繰り返すと，毛先が歯と歯の間に入っていく感覚がつかめる．

　上下顎とも唇・頰側をブラッシングするには，歯ブラシのつま先とかかとを上手に使い分けると効果的である．近心面に向けて歯ブラシの毛先を向ける時はかかとを，遠心面はつま先を使う（図 5）．つまようじ法で頰側をブラッシングする時，かかとを使うと力が十分伝わって，毛先の挿入が容易である．歯間部に挿入する毛束の量も重要である．歯間部が広い部位は挿入しやすい．1 毛束，2 毛束，4 毛束も歯間部に入ることもある．隙間がない部位は難しいが，毛先の 1 本でも 2 本でも入れるようにする．それによって根面う蝕も予防できる．

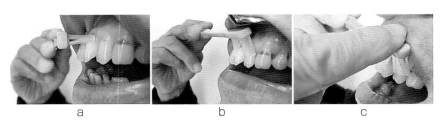

図 4　歯間部に歯ブラシの毛先を挿入する原理
歯ブラシの毛先を歯と歯ぐきの境目に当て(a)．次いで毛先を切端側に向くように傾ける(b)．その角度を維持したまま反対側の指で歯ブラシのヘッドを毛先が向いている方向に押す(c)．歯ブラシの毛先が歯間部に入るのを感じることができる

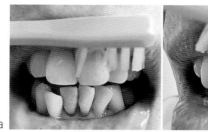 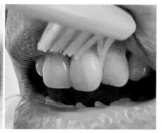

図5 歯ブラシのかかととつま先の使い分け
頰側をブラッシングする時は歯ブラシのつま先とかかとを使い分け，歯間部に入りやすい角度をみつける．毛先が入りやすい角度がみつかったら，角度を維持したままピストン運動を繰り返す．aはかかとを，bはつま先を使っている

　つまようじ法は歯間ブラシとは違い，1本の歯ブラシで全顎の歯間部を行える．歯間ブラシは歯間が広い部位には太い歯間ブラシを，狭い部位には細い歯間ブラシを使わなければならない．何本もの歯間ブラシを使い分け，さらに，辺縁部には普通の歯ブラシを使わなければならない．また，歯間ブラシでどれ程の刺激が歯肉に加わるかわかっていないので，歯肉強化の効果の程度はわからない．それに比べるとつまようじ法は歯ブラシ1本ですべての辺縁歯肉と歯間部歯肉に適用できるので手軽である．

2) **口蓋側・舌側から歯間部に入れる**

　口蓋側・舌側から行う時は歯ブラシのつま先を使う．基本的には挿入する部位を決めて，そこを目がけて爪楊枝を使う要領で毛先を突っ込む．爪楊枝を口蓋側や舌側から入れようと思っても難しいが，直角に曲げると挿入しやすい．歯ブラシの毛先は柄に対して直角になっているので，爪楊枝を直角に曲げた状態と同じように挿入すると要領がつかめる（**図6**）．遠心面を磨く場合と，近心面を磨く場合とを考えて角度をつけると毛先が挿入しやすい．例えば第一小臼歯と第二小臼歯の歯間の場合，第二小臼歯の近心面に毛先を当てる方法と第一小臼歯の遠心面に当てる方法の2種類を試みる．毛先が入りやすい角度がみつかったら，その角度でピストン運動を繰り返す．1カ所ずつ毛先が入る角度が異なるので，試行錯誤でその角度を探しながら進める．歯と歯の間に入れる毛先の量はできるだけ多くする．まず，歯ブラシを挿入する歯間部を決める．

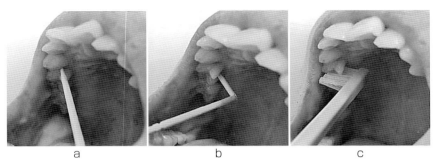

図6　口蓋側・舌側の歯ブラシの当て方
爪楊枝を口蓋側で使うのはなかなか難しい(a)．直角に曲げて使うと歯間部に入りやすい(b)．歯ブラシの柄と刷毛は爪楊枝を直角に曲げた形になっているので(c)，工夫をすれば歯間部に挿入できる

歯間部のスペースを見て，どのくらいの毛束が挿入できるかを確認する．2毛束挿入できそうだったら，歯ブラシのつま先の2毛束を目的の歯間部にあて，毛先を挿入する角度を工夫しながら，グッと押し込む．力をかける方向は歯ブラシのヘッドの面に垂直にすると，毛束がそり返ってしまうのを防げる．十分な毛束が挿入できたら，その角度を維持したままピストン運動をする．1カ所あたり10回は繰り返したい．また，10〜15秒くらい刺激をすれば歯肉細胞が最も多く増殖する．

3) 辺縁歯肉

　頬側，舌側からのつまようじ法で辺縁歯肉の歯垢も除去できるが，歯頸部に歯垢が残ることがある．歯垢が残っているのは，歯ブラシの毛先がその部位に当たっていない証拠で歯肉がマッサージされていないので，スクラッビング法やバス法を併用する．

4) 歯ブラシの毛先で歯垢除去

　つまようじ法ブラッシングの歯垢除去効果は歯ブラシの毛先が歯面を滑っていくことによって得られる．また，後述するように歯肉マッサージ効果も歯ブラシの毛先が歯肉に当たることで得られる．したがって，つまようじ法ブラッシングは歯ブラシの毛先を使うことを意識する．歯ブラシの脇腹はほとんど使わない．そのためには，1回ごと必ず歯間部から毛先を引き抜くことが大切で

ある．歯ブラシの毛先を十分引き抜かずにピストン運動を行うと，毛の脇腹の刺激しか歯肉に伝わらないので，歯垢除去効果もマッサージ効果も小さくなる．

5）ピストン運動

　歯ブラシを動かす時，手首よりも肘を使って毛先のピストン運動をすることを勧める．患者さんが多くなり，腱鞘炎になったという歯科衛生士がいたが，手首だけで行うとその可能性が出てくる．

5．V-7歯ブラシの開発

　こうして，つまようじ法の原形ができあがっていった頃，島村拓海さんという人に出会った．1984年頃である．彼は殺菌力がある物質の分析を私たちの教室に依頼してきた．その研究はうまくいかなかったが，私の方から歯間部清掃法岡大式を広めて欲しいとお願いした．島村さんは公衆歯科衛生研究会（会長：小田嶋悟郎岡大名誉教授）を設立して，市町村や企業に普及することにした．ベネッセコーポレーションやNTT，四国電力などと交渉，ブラッシング指導を行った．岡山県内の市町村（灘崎町，吉備中央町，鏡野町，勝央町，奈義町，旭町，津山市）などにも奔走してくれた．その時，島村さんの生計を立てるため，新しい歯ブラシ（今のV-7レギュラー）を開発した．コンセプトは良質の歯ブラシで，つまようじ法がやりやすく，信頼を得られるようなものであった．材質は当時最高のもので，歯と歯の間に入れやすい毛束の間隔・太さ・長さ・数が違う20種類くらいの歯ブラシを試作し，教室員が最も気持ちよく感じるものをV-7歯ブラシとした．

　そんな時，草野靖彦さん［(株)PMJの現会長］を島村さんから紹介された．島村さんと草野さんで会社を設立し，(株)PMJと命名した．草野さんが社長で島村さんが専務になった．公衆歯科衛生研究会の活動は(株)PMJがそのまま続け，つまようじ法の普及効果は予想以上だった．(株)PMJはつまようじ法を広めるために，歯科衛生士を雇って地域や企業に出向いて行くことにした．歯科衛生士を大学で訓練して，企業や市町村の人につまようじ法の快適さを知ってもらい，普及させる方針である．つまようじ法をV-7歯ブラシで体験してもらい，V-7歯ブラシの良さを知ってもらうことによって，歯ブラシの販売も促進しようとした．しかし，訓練された歯科衛生士が出ていくフィール

ドがなかなかみつからない．当時はまだむし歯治療が全盛だった頃で，一般の人の関心は歯周病ではなかった．歯周病の治療に自信を持っている歯科医師さえいなかった．時代背景も悪く，(株)PMJ の経営は悪化し，破たん寸前まで行ったようで，5人のうち3人の歯科衛生士にやめてもらい，残りの2人の歯科衛生士は PMJ 歯科で雇ってもらった．

その後，島村さんが PMJ を去り，V-7 歯ブラシの権利は草野さんが島村さんから手に入れたようだ．島村さんはシーラブという会社を新しく作って，2列6毛束で柄が透明な歯ブラシ（シーラブ2×6）を作り，公衆歯科衛生研究会の活動を続けていたが，平成27年8月がんで亡くなった．

島村さんたちに公衆衛生活動をやってもらう一方で，歯科医師会や歯科医院への普及活動も行った．当時，日本歯科医師会の生涯研修がスタートした時期だった．たまたま私が生涯研修の講師に任命され，4年間で24道府県を回らせてもらった．そのカリキュラムの中の歯周病予防の項目で，つまようじ法を紹介した．また，各道府県の歯科医師会の理事の先生方に術者ブラッシングによるつまようじ法を体験してもらった．ほとんど全員の先生方から「これはいい，素晴らしい」とお褒めの言葉を頂いた．この時は，サンスターの「ペリオT-1」という1列歯ブラシを使っていたので，その売れ行きが上がったかをサンスターに聞いてみた（PDCA の実践）．歯科医師会理事へのアプローチが成功したかどうかを知るためである．担当者の方は，「それほど売り上げが上がっているとは思えない……」という返事だった．当時は歯科医師がむし歯を治療し，歯科衛生士が歯周病を担当（スケーリング・ルートプレーニングとブラッシング指導）するパターンが定着していた．歯科医師の目は歯周病よりもむし歯の治療に向いているのが普及しない原因だと思った．

そんな中，歯科衛生士のブラッシングに対する関心は相当だったため，対象を歯科医師から歯科衛生士にシフトした．歯科衛生士会にお願いして，北陸の県を対象に3〜4回，講習会を開催してもらうことにした．結構，好評であったことは事実だ．受講した歯科衛生士の意見を聞いてみると，「この方法は素晴らしいけれど，どんなにいいブラッシング方法であっても院長が了解してくれなければ実践できない」という声が多かった．確かにその通りである．つまようじ法ブラッシングの普及からすると，歯科衛生士向けの講習会も期待する

ほどではなかったといえよう．

　岡山県歯科医師会では，新設された岡山大学歯学部の教授を順番に招聘して講演会を開いてくれた．歯科医師の興味がむし歯の治療で，ブリッジやポーセレン（陶材）冠に向かっている時，歯周病の予防・治療の話に関心を示す比率は高くない．「予防で食っていけるのか？」「お前ら，歯医者の仕事を減らす気か？」といわれた時代である．

　同じ頃，岡山大学医学部の衛生学教室（青山英康教授）では，保健所長をはじめ行政担当者や地域の保健師を集めて，週1回の研究会を夜間に開いていた．そこに参加させてもらって公衆衛生の本物を勉強させてもらった．その研究会でつまようじ法のセミナーを担当したら，灘崎町の保健師が「町でそれを実践しよう」と動き出してくれた．3歳児健診の時に母親を対象につまようじ法を体験してもらうのである．この活動は好評で，30年以上たった今も継続している．

　灘崎町の公衆衛生活動が始まって2～3年した頃，県内の歯科医師から「つまようじ法というブラッシングはどんな方法なのか？」という問い合わせが岡大予防歯科の教室に入った．患者さんからつまようじ法という名前を聞いたのがきっかけらしい．様々な手法を使ってつまようじ法の普及に努めてきたが，歯科医師からの問い合わせは初めてだった．講演会で何回も話をし，歯科医師会の生涯研修でも講演したが，なかなか歯科医師から満足した反応は得られなかった．しかし1人の患者さんが「つまようじ法」という言葉を発するだけで，歯科医師が反応するのである．つまようじ法を世の中に広めようとした時，最も強力な仲間は歯科医師である．しかし，歯科医師はなかなか新しいものには迎合しない．「将を射んと欲すれば，馬を射よ」と歯科衛生士に期待したけれど，院長の理解がなければ実行できない．ところが一般市民がつまようじ法という言葉を使えば，歯科医師は行動を起こす．とすれば市民につまようじ法という単語を知ってもらうことは効果的である．

　行政の上層部に直接働きかけた時もあった．しかし，ほとんど成果は上がらない．それにひきかえ保健師は横のつながりも強く，市町村単位で噂が広がって，いろいろな形の保健活動に参加させてもらった．職域口腔保健の分野でも保健師の情報交換能力に支えられ，いろいろな企業に出向いて行ってつまよう

じ法の普及活動を行った．歯周病の初発は 30 歳後半であり，女性よりも男性に多くみられることから，30 歳以降の男性の集団である企業は格好のフィールドになる．しかし，バブルの崩壊と共に企業の業績が悪化すると，職域口腔保健の活動は下火になった．

——1990 年代の後半，短期在外研修員[*5]として各国の歯科事情を調査するとともに，つまようじ法ブラッシングの普及を兼ねてヨーロッパ各国の大学と歯科医師会を訪問した．歯周病専門の教授や歯科医師会会長にもつまようじ法を体験してもらった．ほぼ全員が「これはいい方法だ」といってくれたが，大学の先生からはデータを要求された．動揺歯や歯肉出血の改善のデータはすでに持っていたので示すことができた．しかし，基礎的な研究はされていなかった．だから，ヨーロッパから帰ってイヌやネズミを使って，基礎的な研究を始めた．そのおかげでつまようじ法ブラッシングから「宿主強化療法」という学説にたどり着くことができた．それを昔のヨーロッパの友達に見せたが，彼らの興味はすでに他の分野に移っていた．

つまようじ法の普及がなかなか進まない中，社会を変えるためにどのようなアプローチが効果的かを考えてみた．宮崎県幸島の「芋洗い猿」の例が面白い．京大の霊長類研究所がニホンザルの生態を研究するために，幸島で餌付けをしていた．研究員が毎日幸島にわたり，浜辺でさつま芋を与えていた．ニホンザルの社会には序列があって，ボスが最初に餌を食べるのがしきたりである．しきたりに馴染んでいない若猿は，隙があれば早く餌にありつこうとボス猿の目を盗んで餌を取る．ボス猿は自分の権威を示すために，掟破りの猿を追いかける．ある日，1 匹の子猿がボス猿に追いかけられて，芋を持ったまま海の中に逃げた．そして偶然，海水に浸かった芋を食べたのだ．それ以降，その子猿は芋を海水に浸けてから食べるようになった．芋についた砂を落とすためか，塩水に浸かった芋がおいしいのかわからないけれど，学習したことは間違

[*5] 在外研修員

　昔，国立大学では長期在外研修制度と短期在外研修制度というものがあった．国立大学の教官が在籍のまま海外の研究機関に行って勉強するシステムで，旅費や滞在費を国が出してくれる．長期というのは規則上 1～2 年間で，短期は 1～2 カ月間である．岡山大学では長期の場合は若手を，短期は教授を採用することになっていた．外国の大学のサバティカル（研究休暇）に相当すると思うが，バブルがはじけてからなくなった．

いない．その行動を見た別の子猿が，拾った芋を海水に浸けてから食べるようになった．芋洗いの習性は子猿から若猿，メス猿に広がり，最後にボス猿が芋を洗ったという……．人間の習性も芋洗い猿と似たような広がり方をするのかもしれない．子どもや若者，女性は新しいものを抵抗なく受け入れるが，年をとった男性はなかなか変化に応じることはない．

　──ショーペンハウエルは物事が成功するのに三段階があるといった．第一段階は「嘲笑される」，第二段階は「反対される」，第三段階は「同調する」という．つまようじ法も嘲笑され，反対されることがあった．早く皆が同調する段階にきてつまようじ法を実践してくれたら，一生自分の歯で食べられる社会が近づくと思う．

6．岡山大学予防歯科での思い

　岡山大学予防歯科は，歯学部附属病院で初診患者を診ることができなかった．附属病院の初診担当科は，歯科保存の２科，歯科補綴の２科，口腔外科の２科の６科が月曜日から土曜日の６日間を分担していたので，予防歯科が入る余地がなかったのである．開設当初はまさに閑古鳥（かんこどり）が鳴いている状態だった．臨床各科の教授に「患者さんを回してください」とお願いに行った．数名の先生は快く了承してくれて，なんとか患者を診ることができた．予防歯科診療室で歯周病患者の治療をすると「予防歯科は予防だけをしていればいいのだから，フッ素を塗ったり，ブラッシングを指導したり，歯石を取っていればいい」との声も聞こえた．初診患者の窓口の臨床科から外されたのは当然だった．初診患者を予防歯科は診ることができないので，他科からの紹介患者と患者自身が紹介してくれた方しか新患にはならない．予防歯科では患者につまようじ法をやらせてもらうと，多くの人が感動してくれた．予防歯科の患者が新しい患者を紹介してくれて，患者数はうなぎ上りであった．開設10年目頃から，岡山大学予防歯科の患者数や収入は全国の大学予防歯科診療室の常にトップを維持している．

　当時，歯周病科の村山教授と話をしていて気づいたことがあった．村山教授は日本を代表する学者で，そんな先生と歯周病の病態や治療指針について討論を重ねるチャンスがあった．先生の理論は整然として，発表している論文も

数,質とも高い評価を受けており,現在の世界中の歯周治療の先駆けとなっている.しかし,私にとってしっくりこない部分があった.歯周病学の究極の目標は歯周病を治療し予防すること,すなわち歯周病をなくすことである.だから歯周病に罹患した歯を抜いた段階で歯周病学は終わってしまう.う蝕(むし歯)学の目標もう蝕を治療し,う蝕をなくすことである.歯を抜いてしまえばう蝕学は終わってしまう.このような病気を対象とした学問の考え方,すなわち病気を治療する歯科医療には何かが足りないように思えた.

予防歯科学は歯科疾患を予防することもあるが,第1次予防としての健康の保持増進も大事な目標である(図7).病気だけではなく,健康も学問の対象にすることが予防歯科学(口腔保健学,口腔衛生学)の考え方,すなわち健康増進の歯科医療である.歯周病学,う蝕学とも疾病の治療をし,予防することをメインテーマにしているが,そこで得られた知識と技術を活用させてもらっ

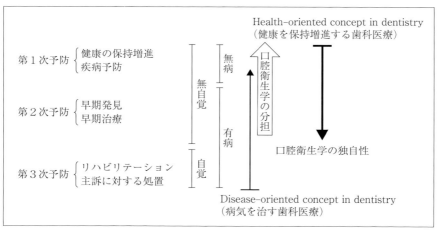

図7 疾病の自然史

一般的に病気の自覚がある患者さんは医療機関を訪れるが,それより早期に発見し,治療をするのが第2次予防で,学校検診,企業検診として実施されている.しかし,それでも病気にかかってしまう人も多い.だから最初から病気にならないようにしようと考えた.それが第1次予防で,ワクチンやフッ化物の応用である.しかし,その考え方も1つの病気を対象にしている.それとは違う健康を発想の原点にして,人々の健康を保持増進するために歯科医師・歯科衛生士として何ができるのかを考える.これが口腔保健学,口腔衛生学の最も得意とする分野である

て，人々の健康の保持増進に寄与することが「口腔保健学」である．健康増進の歯科医療を実践するには，「健康の保持増進とは一体何か」を考えなければならない．健康とは，「肉体的，精神的，社会的に良好な状態であって，ただ単に疾病や故障がないということではない（WHO憲章）」．肉体的に良好な状態について医療関係者は精一杯の努力をしてきたが，精神的・社会的に良好な状況にすることは軽視してきた経緯がある．精神的に良好な状態とは何だろうか．多くの人はストレスがない，表情が穏やかであることという．社会的に良好な状態とは，コミュニケーションがよくとれ，経済的にも生活が安定していることという．このように考えると健康を保持増進するには医療関係者だけではなく，いろいろな職種の人と協力する必要がある．

　現実問題として健康の保持は，今自分で健康と感じている状態を保持すればよい．それを増進するにはどうしたらよいのだろうか．将来にわたって今の状態を維持できれば，健康の増進といえるだろう．若い人はそんなに感じることはないと思うが，年をとると体力，精神力や社会的な衰えを感じざるを得ない．しかも，死は確実に近づいてくる．その意味では「健やかに，美しく老いる」を夢見て，健康の増進を図ることもよいだろう．口腔保健学は，人々が美しく健やかに老いることを念頭に，歯科医師・歯科衛生士として何ができるかを考える学問であると思う．人々の健康を保持増進するには，診療室だけが活動の場ではない．学校，企業，地域も私たちの活動拠点となる．

　今までの歯科医療は「待ち」の医療であった．歯科医院で患者さんが来るのを待っている．患者さんが来たら病気をみつけて治療する．治ったら保健指導をするのが一般的だった．いわゆる病気を治す歯科医療である．しかし，患者さんとはどんな人だろうか？　自分で病気に気づいて歯科医院を訪れる人である．病気に気づいていない人は，病人であっても歯科医院には来ないので患者さんにはなり得ない．また，病気と気づいていても時間がなかったり，お金がない人も患者さんにはならない．だから患者さんとは，病気の意識があって，社会的・経済的に余裕のある人で，その解決を歯科医院に求める人に限られる．この条件を満たさない人は病人であっても患者さんにはならない．歯科医院で診ている患者さんは，病人のすべてではない．だから患者さんが来院するのを待っているだけでは，皆が一生自分の歯で食べられる社会は実現しない．

今までの「待ち」の医療から，積極的に外に出ていく医療をしなければならない．これが第2次予防だろう（**図7**）．早期発見，早期治療であり，学校歯科検診や企業健診がそれにあたる．

 たとえ早期発見，早期治療を目指して検診をしても，訪れた歯科医院で歯を抜かれてしまっては元も子もない．ブリッジや入れ歯の補綴装置[*6]があるというが，ブリッジにすると咬合力や咬合接触面積は天然歯の80％になってしまう（**表1**）．また，1歯欠損のブリッジの場合は，2本の歯で3歯分の咬合力を負担することになるので，支台歯には数字上1.5倍の負荷がかかることになる．1.5倍の負荷が天然歯の負担許容範囲内かどうかわからないが，ブリッジを支えている歯への負担が大きくなり，いずれ動揺が起こる可能性が高い．一般にブリッジの平均寿命は8年ともいわれている（**表5**）[5]．天然歯に比べれば明らかに短い．

 また，ブリッジを外した後，支台歯を含めた3歯分の部分床義歯を入れたとしてもその寿命も7～8年である．部分床義歯を入れる時，クラスプという歯に引掛ける装置で動かないようにするが，引掛けられた歯に力がかかりすぎるとその歯が動き出す．そうなると次は4歯分か5歯分の部分床義歯になる．これを繰り返して，最後は前歯部だけになり，下顎の前歯が上顎の前歯を突き上げて，動揺を起こす．そして総義歯へと進む．1本歯を抜くことは，総義歯への道のスタートになるといっても過言ではないので，歯はできるだけ残すよう

[*6] 補綴装置（人工歯）
　ブリッジや入れ歯で歯がない部分を補っても，天然歯と同じような噛み合わせる力（咬合力），咬合面が接触する面積（咬合接触面積）は得られない（**表4**）．なぜ人工歯では完全な機能回復ができないのか？　その答えは歯の萌出時期にまでさかのぼる．歯冠が完成した形で歯が生え，歯根の成長に伴って歯冠は延びていくが，上下の歯が接触する頃になると上下，左右，前後の力を受け，バランスが取れた位置で固まり，歯槽骨も完成する．それに対し，金属冠やブリッジは平均的な解剖学的形態に作られ，歯科技工士や歯科技工所が好んで作る形になってしまい，個人の歯とは違う．また，近遠心的・頬舌的な歯軸の傾斜も回復できない．
　金属冠を装着する直前と直後でプレスケールという咬合紙を用いたもので咬合力，咬合接触面積を調べてみると，装着直後の方が両方とも劣っている（**表4**）．金属冠が極端に低く装着された場合，冠は機能していないから装着前後で差は出ないはずだ．高すぎた場合は他の歯が接触しなくなりプレスケールの値は低くなる．そのため，金属冠を入れた直後は，入れる直前に比べて値が低くなるだろう．3カ月ほどすると人工歯も順化して咬合力，咬合接触面積とも回復する．しかし，天然歯には及ばない．

表4 補綴治療前後の比較[2]

部分床義歯を除いて，鋳造冠もブリッジも装着前よりも装着後の方が咬合力，咬合接触面積は下がっている．順化によってある程度戻るが，天然歯列に比べるとブリッジでは80％ぐらいしか回復しない

		治療直前	治療直後
鋳造冠	咬合圧（Mpa）	30.2 ± 4.4	29.8 ± 5.4
(N=42)	咬合力（N）	354.5 ± 222.5	333.2 ± 234.1
	咬合接触面積（mm^2）	11.6 ± 6.6	11.0 ± 6.8
ブリッジ	咬合圧（Mpa）	32.1 ± 6.5	30.3 ± 5.1
(N=28)	咬合力（N）	333.4 ± 215.1	323.8 ± 236.3
	咬合接触面積（mm^2）	10.4 ± 6.0	10.6 ± 7.1
部分床義歯	咬合圧（Mpa）	34.9 ± 11.4	31.8 ± 8.1
(N=15)	咬合力（N）	137.6 ± 139.3	140.5 ± 126.4
	咬合接触面積（mm^2）	4.8 ± 4.9	4.9 ± 4.3

表5 修復物の寿命[5]

修復物の種類	実数（％）	平均年数（範囲）
コンポジットレジン	433（13.4）	5.2 ± 3.4（0.2～20）
インレー	731（22.7）	5.4 ± 3.8（0.1～30）
ジャケットクラウン	141（4.4）	5.9 ± 5.7（0.1～25）
鋳造冠	562（17.5）	7.1 ± 5.2（0.1～55）
アマルガム	741（23.0）	7.4 ± 4.8（0.1～35）
陶材焼付鋳造冠	59（1.8）	8.0 ± 3.7（0.3～15）
ブリッジ	173（5.4）	8.0 ± 6.8（0.1～40）
帯環金属冠	187（5.8）	12.7 ± 7.7（2.0～40）
その他	193（6.0）	
総数	3,220	6.9 ± 5.3（0.1～55）

にしなければならない．

　——話を歯周病に戻そう．当時学校の歯科検診といえばむし歯検診だった．そこで私は中学生の歯肉炎にも注目し，治療勧告を出すように働きかけた．それに協力してくれた学校歯科医の先生が治療勧告を出し，中学生が勧告書を持って歯科医院に行くと，むし歯の治療勧告には治療がされ，治療済みの印が

押されたが，歯肉炎の治療勧告には何も記入されずに返されてきた．つまり当時は，歯肉炎という考えが一般化していなかったのである．また，治療法も歯石除去が一般的で，歯石がついていない症例では何もする術がなかった．当時，つまようじ法はお手本を示していなかったため，広がらなかった．その後，先鋒になってくれたのが黒瀬真由美先生のPMJ歯科である．岡山大学予防歯科の診療形態をそのまま取り入れた歯科医院である．開業した以上，つまようじ法で食べていけることを示さなければならない．黒瀬先生も「相当苦労した」といっていた．でも，今はつまようじ法普及活動の先頭に立ってくれている．

🍀 コーヒーブレイク

　科学について，小室直樹（経済学・法学・社会学者，評論家）は著書「わたしの知的生産の技術」（講談社）の中で，「①科学は理論と実証の統合である．②理論は完全理論である．③実証とは完全な実証計画法を伴った実証である」と記しているが，何のことかよくわからない．事実を基にして論理を組み立てて得られた結論は，批判に耐えられる理論でなければならないし，実証を伴うものでなければならない．宿主強化療法としてのつまようじ法は理論と実証が統合されたものと思っている．学問とは関係なくKKD（経験と勘と度胸）で進めるのとはちょっと違う．

　大学では非常にたくさんの研究者が研究に没頭しているが，なぜそのような研究をしているのか理解に苦しむ時があった．福沢諭吉は「学問のすすめ」の中で「活用なき学問は無学に等し」と記しているように，科学者は自分がやっている研究が人々の生活を豊かにするという信念がなければならない．論文をたくさん発表することは重要だが，それが人々の生活を豊かにするという確信をもって欲しい．

第2章　つまようじ法のエビデンス（根拠）

1．臨床での評価
1）歯の動揺とつまようじ法

　つまようじ法を「歯間部清掃法岡大式」と呼んでいた頃，ある患者さんから「先生，硬いものが噛めるようになりました」といわれた．学生時代，「歯周病は治らない，進行を止めるだけ」と教えられたので，患者さんの言葉はあまり気にかけずにいたのだが，他の患者さんからも「豆が噛めるようになりました」「肉が食べられるようになりました」といわれた．何人もの患者さんから噛めるようになったといわれると，「もしかしたら，歯周病は治るのかもしれない」と思い始めた．

　硬いものが噛めるようになったということは，歯がしっかりしてきたのだろう．それを確かめるため，歯の動揺度を測ってみることにした．当時はピンセットを使って，動揺度を1，2，3と表示していた．動揺度1は「わずかに動揺を認める」（唇舌側に向けて1mm程度の動揺が認められる），動揺度3は「歯軸に沿って上下に動くのが確認される」もしくは「動揺が激しくて保存不可能」である．その中間が動揺度2である．つまようじ法の前後で観察すると，確かに動揺は改善していた．「これはすごい！」と思い，歯周病専門の先生にデータを持って行った．科学者として自認している彼いわく「それは症例だ．1万例のうち1例あっただけで症例報告はできる．それは科学じゃない」と……．科学とは自然界の普遍性を追求し，たまたま起きたという症例に対しては全く無力である．臨床において動揺歯の改善に関与しているのはつまようじ法だけでなく，様々な要因が複雑に絡み合っているはずだ．だから数例の歯の動揺が改善したとしても，つまようじ法で改善したとはいい切れない．

　そこで症例を増やして検討してみたところ，すべての症例で歯の動揺は明らかに改善していた．これで統計学でいう第一種の過誤（実際はつまようじ法を

表6 つまようじ法による動揺度の改善[6]

平均101gの負荷で動揺が確認されていた歯が，つまようじ法の術者磨きをして2週間後，動揺が認められた負荷の平均は141gであった．改善率は74％だった

	平均値±標準偏差（g）	改善率（％）
初診時	101 ± 66	—
2週間後	141 ± 65	74
4週間後	147 ± 66	78
8週間後	157 ± 85	85

実践した前後で差がないのに誤って差があると結論してしまう誤り）の可能性を下げることができた．その結果を自慢したくて，再び持って行くと「渡邊君，ピンセットでの測定は主観が入ってしまう．主観が入っていては科学とはいえない」といわれた．全くその通りである．そこでサンスターにお願いして，ストレインゲージ（力の強さを測る器械）を改良した動揺度測定装置を作ってもらった．1本の歯にどのくらいの力がかかると動揺するかを測定した結果，つまようじ法を2週間続けると74％の動揺歯が改善したのである（**表6**）[6]．そして，8週間後でもさらに改善していた……．

一般的には動揺歯は抜歯することが多いが，つまようじ法を実施後，2週間すると動揺の改善がみられるため，2週間つまようじ法を実施してから抜歯するかどうかを決める．抜歯は，抜歯によって口の機能が回復すると考えられた場合に限るべきである．ただし，歯が動揺していても歯肉出血も排膿もなく，その他の炎症症状がなければ保存したほうが口の機能の向上につながる．なぜなら，咬合力・咬合接触面積は天然歯の数に比例し（p.48，表8），抜歯して歯の数が減れば咬合力・咬合接触面積は明らかに減少し，補綴物で回復するのは困難であることが示されているからである（**表1**）．

2）口臭治療とつまようじ法

1，2年継続管理をしていた患者さんのカルテの主訴欄を見た時，口臭が悩みとなっていることに気がついた．つまようじ法ばかりしていて，口臭は忘れていた．「口臭はどうですか？」と聞いてみたら，「口臭はもうなくなったよ」といってくれた．つまようじ法で口臭が治るのである．

図8は患者さんの口臭を測定したものである[7]．Aさんは初診時，ハリメー

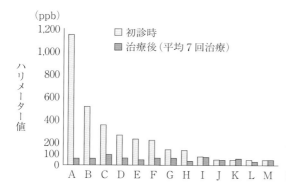

図8 つまようじ法による口臭の改善[7]
つまようじ法を中心にした治療を7回することにより，口臭の改善がみられた

ターという口臭測定器で 1,200 ppb（parts per billion：10億分の1）の値を示していたが，7回の来院で50 ppb 以下になっていた．一般的に 100 ppb 以上で，人間は口臭を感じるらしい．Aさんは口臭が治ったのである．さらにBさんからHさんまで口臭がなくなった（IさんからMさんはもともと他人が感じる口臭はなかった）．

一般に口臭治療は普通のブラッシングに加えて，舌の表面を清掃し，殺菌剤でうがいをする治療法が勧められている．特に舌苔（舌表面についている白いもの）の除去が奏功するといわれている．従来から口臭の原因は，腐敗菌が出すガスと考えられ，丁寧なブラッシングと舌背のブラッシングが効果があるという．しかし，舌背のブラッシングで除去される細菌量で口臭がなくなるとは思えない．しかも，腐敗菌が増殖するには高濃度のタンパクが必要である．腐敗は，1gの食品に $10^7 \sim 10^8$ 個の腐敗菌がついて始まるといわれている．舌背にそれだけの食品があるとは考えられないし，舌に腐敗菌が定着するとも思えない．つまようじ法では舌の清掃は行わないけれど，口臭の改善が認められた．舌苔を取っていないのになぜつまようじ法で改善されたのかは疑問である．

——私の推測ではあるが，口臭は細菌以外の要因があると思っている．1つには白血球が考えられる．歯周病の人は歯肉溝（歯周ポケット）浸出液の中に白血球が大量に出てきている．歯周ポケット内の白血球は化膿性菌などを貪食し，口の中に広がり，頬粘膜や歯肉，口蓋，舌に付着するが，舌以外の組織は滑沢なので付着しても唾液で流されてしまう．しかし，舌背についた白血球は

舌乳頭のくぼみに入ってしまうと簡単には流されない．白血球の寿命は2，3日程度と短く，すぐに融解してしまうので，白血球自身の成分と貪食された細菌の成分が舌背に蓄積する．これが口臭の原因と考えると，舌苔を除去することによって口臭が治るという現象に納得がいく．一方，つまようじ法によって歯肉出血が治まると当然白血球の遊出も減少する．また，歯周病原菌に代表される血液を必要とする細菌の栄養が止血によって絶たれるので，歯周ポケット内の細菌叢が変わり，化膿性菌の勢力が小さくなると同時に白血球の流出も減る．その結果，舌背を清掃しなくても口臭が治ると考えられる．実際，つまようじ法をしていると舌苔がなくなっていくのを経験する．

　つまようじ法によって口臭が治る理由として，白血球の減少で説明できると思う．以下は仮説であり，検証はされていない．白血球は自分自身の中に活性酸素やその代謝産物を含み，揮発性含硫物質を出す．歯肉溝滲出液の中には白血球が含まれ，炎症が強まると白血球数も増加する．歯肉溝から出た白血球は唾液に混ざり，ざらざらしている舌背にたまる．白血球の寿命がくると融解して細胞内の揮発性含硫物質が外に出て，口臭の原因になる．このように考えると，舌背をブラシで掃除することによって口臭が減ることは理解できる．つまようじ法を実施すると，歯肉出血が治り，歯周ポケットの潰瘍が治る．そうすれば当然白血球の漏出も少なくなる．つまようじ法によって口臭が治る理由がここにあると思う．

3）妊婦と歯肉出血・喫煙

　つまようじ法が臨床的に最も優れているのは，歯肉出血が1〜2週間でなくなる点である．妊婦においては，重度の歯周病に罹患していると低体重児出産や早期出産が多いことが知られている．岡山大学予防歯科の調査では，歯肉出血が治った妊婦と治らなかった妊婦から生まれた赤ちゃんを比べ，歯肉出血が治った妊婦から生まれた赤ちゃんは220g体重が重く（2,997gと2,777g），大腿骨の長さが1mm長い（69.7mmと68.6mm）ことがわかった．妊婦の歯肉出血が治ることによって胎児の発育が促進され，妊婦においてもつまようじ法の効果が認められたと思う．つまようじ法で歯肉出血が治った妊婦は，妊婦健診で歯肉出血があると指摘され治療に来た人で，歯周組織が健康な妊婦と比べると，出生児の平均体重は平均よりちょっと軽めになっている．そのあたりは

考慮する必要がある．ちなみにつまようじ法で歯肉出血が治らなかった妊婦は，モチベーションに失敗した症例が多い．胎児の正常な発育をサポートするには，妊婦の歯肉出血を改善することが大切である．

また，喫煙も胎児に与える影響が指摘され，妊娠中にタバコを吸い続けた母親から生まれた赤ちゃんはタバコを吸わない母親の赤ちゃんと比較して平均130 g 少ない（3,096 g と 2,959 g）ことが報告されている．妊娠初期に禁煙した母親から生まれた赤ちゃんの平均は 3,068 g だったという（エコチル調査 2016 年，環境省・山梨大学：鈴木孝太先生）．

歯肉出血の 220 g と喫煙の 130 g を簡単に比較することはできないが，胎児の正常な発育には禁煙も重要だが，歯肉出血を治す方が効果が大きいと思われる．歯肉出血部位は潰瘍を起こしているので，それが全身に影響することは十分考えられる．妊婦健診などでこれに注目し，より健康な赤ちゃんが生まれることを期待している．

☘ コーヒーブレイク

　歯周病が治るとは，どういう状態になればいいのだろうか？　一般に急性炎症の転帰は，治癒と慢性化と死である．治癒は元の状態に戻ること，慢性化とは症状はある程度軽減するが治らないまま経過することである．歯肉炎程度であれば治癒もあり得るが，アタッチメントロスが起こった歯周病では元の状態に戻ることはあり得ない．せいぜい，長い上皮付着となって歯周ポケットの深さの見かけ上の改善が得られる程度である．

　歯周組織再生療法（GTR）は歯周組織の再生を期待して考案されたが，期待されたほど効果は得られていない．したがって現在では慢性の炎症症状をなくし，長い付着上皮を保つことが歯周治療の目標になる．歯肉出血，腫れ，痛みがなく，もちろんアタッチメントレベルが維持されていれば，現在では治癒したと考えざるを得ない．簡単にいえば，ブラッシング時やプロービング時の出血がなければ治癒したとしてよいだろう．動揺歯でも，固定すればブリッジや部分床義歯よりは能力を発揮できる．

2. 動物実験
1) 実験的歯肉炎と側副循環

タイレードらの妊婦を対象にした実験的歯肉炎の結果（図2）が，現在の歯周病の病因論の出発点となっている．

彼らの実験を再確認するために，何人かの学生にお願いして実験的歯肉炎を追試してみた．丁寧なブラッシングと歯垢・歯石の除去をして，臨床的な歯肉炎を治してから2週間ブラッシングを中止してもらった．しかし，なかなか図2のようなきれいな結果が得られなかった．2週間，ブラッシングを中止するだけで歯肉炎が起こることは少ない．個人差が大きいのである．日本人で学生であることの違いかもしれない．個人の抵抗力の差も考えなければと思った．したがって，図2のような時間の経過とともに歯肉炎が増えていく現象は，サンプルの均質性が相当求められると思う．タイレードら以外の研究機関から同じような研究結果が出ていないのもうなずける（関連の一致性）．

また，8人の学生にお願いして行った臨床実験でも歯周病は歯垢・歯石を除去するだけでは治らないことを示している（表7）[8]．以前，学生が「歯磨きを止めると歯肉炎が起こり，歯磨きを再開すると歯肉炎が治る．だから歯磨きをすれば歯肉炎は予防できる」と試験の答案に書いてあったこと（p.44）も念頭にあった．ソクランスキーの破裂説（図9）でも示されているように，歯周病，歯肉炎は身体の抵抗力が落ちた時に悪化すると考えると話がすっきりする[9]．歯周治療に原因除去療法だけでなく，宿主の抵抗性との関連を導入し，検証[*1]しな

表7 ブラッシングと歯垢・歯石除去の比較[8]

ブラッシング時の痛みと歯肉出血は指によるマッサージではほとんど効果がない．歯科医師が10日間，毎日歯垢・歯石除去をしても半数以上の学生に歯肉出血とブラッシング時の痛みがあった．つまようじ法にはかなわない．歯周病の改善には歯垢・歯石除去以外の方法（歯肉の強化）を重視すべきである

症状	指による マッサージ	歯垢・歯石除去	つまようじ法 ブラッシング	ブラッシングと 歯垢・歯石除去
ブラッシング 時の痛み	6/8	5/8	0/8	0/8
歯肉出血	8/8	4/8	1/8	0/8

（症状がある人／全人数）

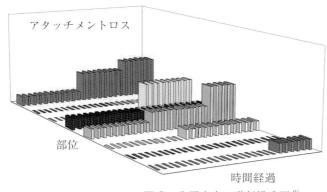

(Socransky, S.S., et al.: New concept of destructive periodontal disease. J Clin Periodontol, 11：21-32, 1984.より一部改変)

図9 歯周疾患の進行模式図[9]

歯周病の進行は，ある時，ある部位で急激に悪化するという．悪化した時，細菌の量が急激に増えたり，悪い毒素が急激に産生されたとは考えにくい．むしろ，風邪をひいたり，疲労が重なって体の抵抗力が落ちたために悪化したと考える方が納得がいく．つまり，歯周病の進行には宿主の抵抗力が反映されると思われる

けれならない．
　——話は変わって，医学の分野では新薬を開発する場合試験管内で効用を確認してから動物実験をし，薬がいつどこで吸収されてどこに溜まりどこから体外に出ていくかを調べる．次にどのくらい投与したら副作用が現れるか，副作

---

* 1　検証
　疫学では，仮説の設定から検証というステップを踏んで1つの研究が終わる．仮説の設定には記述疫学という手法を使う．現状分析である．共通部分を抽出して法則性を推測し，要素を分類してそれぞれの違いをみつけ仮説を設定する．例えば，深い歯周ポケットからいつも *P. gingivalis* がみつかるから，*P. gingivalis* が歯周病原菌ではないかと推論する．これが仮説の設定である．仮説は検証されなければ理論にまではならない．仮説の検証方法には分析疫学や実験疫学，介入研究などがある．昔の細菌学では「ある病気の部分からいつもその細菌がみつかり，その細菌を純粋に分離することができ，その細菌を生体に入れると病気の症状が現れる」（コッホの三原則）というものがある．この三原則を満たす細菌がその病気の病原菌であるとされてきた．ある病気の部分からいつも同じ細菌がみつかるのは病気と細菌の間に相関関係があるといえよう．相関関係と因果関係は違うので，さらに研究を進めなければならない．最終的には，「その細菌を体に入れて病気を発生させる」という実験をする必要がある．これが実験疫学・介入研究で仮説の検証になる．仮説の検証によってはじめて因果関係があるといえるのである．

用が現れずに効果が出るのはどのくらいの量かなどがわかった段階で，人体実験に進む．人体実験は，以下の手順で行う．
- 臨床試験第一相：健康な成人に協力してもらい，徹底的な管理の下で行う．
- 臨床試験第二相：第一相で安全が確認できたら，子どもや病人を対象にして行う．
- 臨床試験第三相：最後に病人にお願いして，本物の薬と偽薬（外見上は本物と全く区別がつかない）を比較する．

　歯周病を研究する上でも，動物実験は必須である．動物実験ではまず病気のモデルを作らなければならない．糖尿病の研究にはアロキサン糖尿病ラットが役に立った．石川　純先生がアメリカでイヌに実験的歯肉炎を発症させる実験をしていた時，「やわらかい餌を与えることが必須である」といっていたのを思い出した．イヌの抵抗力を落とせば歯周病を発症させることができるかもしれない．抵抗力を落とすには動脈血を少なくすればよいのではと思った．秋吉正豊先生（東京医科歯科大学名誉教授）は口腔内の細菌の毒力はそれほど強くはなく，生体が正常に機能していれば感染は起こらないといっていた．秋吉先生はネズミの舌を結紮して組織学的にそれを確認した．結紮部位から先端へは血液が流れないので，舌の先端は貧血になる．すると1日で口腔内常在菌が舌の先端部分に侵入していく．3日目には細菌の量が最高になる．しかし，細菌の侵入は結紮部位までで，そこには白血球がいっぱい集まってそれ以上細菌は奥に侵入できない．4日目には上皮組織が舌内部に入り込み，5日目になると結紮されたところより先端の舌は自然に取れてしまう．結紮されたところはきれいに上皮に覆われていた．だから，生体が正常に機能していれば感染は起こらないといったのである．

　秋吉先生の考えが真実であるならば，歯周病は生体の感染防御機構が衰えた時に起こるのかもしれない．感染防御能を低下させたら，歯周病が発生するはずである．まず，上皮の感染防御機構[*2]が破綻すると，白血球や免疫など血液の感染防御機構が働き，全身への細菌の侵入を防止すると考えられる（図10）．そこで，私たちはイヌの下顎片側の下歯槽動脈を結紮し，歯周病モデルを作る試みをした．ソーセージに使われているような太い針金で血管を結紮し

て様子をみたが,期待した臨床症状は出現しない.石川　昭先生(浜松市開業)が術野を観察したら,針金は広がり,のびてしまっていた.血圧のすごさに感心させられた.次に外科で使う糸で血管を結紮したら,処置した側の顎が貧血状態になった.しかし,1カ月ほどで貧血状態が治っていた.なんと反対側の血管が伸びてきて,梗塞部に血液を供給していたのである.これを側副循環というらしい.またも,われわれの浅はかな知恵は,自然の力に屈した.動脈の血流を止めて貧血状態にし,抵抗力を弱めて歯肉炎を起こさせるという発想は成功しなかった.

　感染防御機構についてはいったん諦めて,石川　昭先生,堀内正純先生(香川県開業)に頼んで,歯磨きのマッサージ効果を確認することにした.再度,イヌに登場してもらい,ブラッシングした側と,歯垢・歯石除去(SRP)だけ

＊2　感染防御機構
　宿主強化療法の理論的根拠は従来の歯周病学の理論とは大きく異なる.タイレードらの実験結果から得られた結論は,「歯垢が歯肉炎の原因だから歯肉炎の治療は歯垢の除去である」というもので,従来の歯周治療の理論である.それに対して,宿主強化療法は歯肉の感染防御機構を強くし,治療・予防をする.感染防御の最前線は上皮である.上皮は落屑という機構で,感染から身体を守っている.大昔,動物は細菌が地球上にまん延している環境に生まれてきた.そんな環境でも,動物は細菌の侵入に耐えられる機構を持っている.それが落屑という現象である.
　細菌は皮膚に付着し,増殖する.そして細胞と細胞の間に侵入し,細胞の中にも入り込む.しかし,上皮の基底部では基底細胞が分裂をし,新しい細胞はどんどん表層に押しやられている.最表層近くになると細胞核が消失し,角化して外界にふれた細胞は細菌をいっぱい周囲につけて剥がれ落ちていく.落屑した後には核を消失した新しい細胞が顔を出し,表面には細菌が付着する.細菌をつけた細胞は剥がれていく.これが感染防御機構の最前線である.
　一方,上皮細胞が細菌の侵入を感知すると,様々なサイトカインを出して好中球やマクロファージを呼び寄せる(図10).毛細血管の内皮細胞間隙が拡がり,好中球が血管外に出やすくなる.好中球はアメーバのような運動をしながら,感染部位に集まっていく.好中球は周囲の細菌を飲み込み,細胞内で活性酸素を出して殺菌する.あまりにたくさんの貪食した好中球が出てくると,周囲から隔離されるようにカプセルに包まれて膿になる.マクロファージも細菌を飲み込むが,細菌の種類を確認してT細胞やB細胞に情報を送る.T細胞やB細胞などのリンパ球はマクロファージの情報に基づいて抗体を作ったり,攻撃する細胞を決める.これらの反応が強く大きくなると,血管はさらに拡張し,細菌に侵された組織を修復する生体の防御反応が起こる.これが炎症である.組織の炎症反応が起こり,感染防御のために血液成分を大量に局所に集める目的で毛細血管の拡張が起こり,赤血球が血管外に出やすくなる.そして上皮が破れている時,歯ブラシなどの機械的刺激が加わると簡単に出血する.これが歯肉出血である.

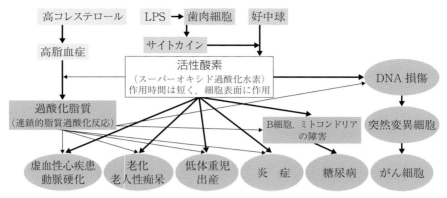

図10 菌体内毒素（LPS）と活性酸素，コレステロールの関係

歯肉細胞がLPSを感知すると，サイトカインを出して好中球を呼び寄せる．好中球は細菌を貪食し，細胞内で活性酸素を出して殺菌する．好中球は数日で死にマクロファージで処理されるか膿となって局所に残る．好中球が出した活性酸素は全身に回り，DNA損傷を起こしてがん化させたり，B細胞のミトコンドリアを傷害し糖尿病を悪化させたり，その他の慢性変性疾患を起こすと考えられている．活性酸素は毒性は強いが，寿命が短い．しかし，高脂血症においては活性酸素が脂質に作用すると連鎖的脂質過酸化反応を起こし過酸化脂質を作る．過酸化脂質の毒性は低いが寿命が長く，慢性的な作用を生体に及ぼすことが考えられる

をした側を比較した．顕微鏡でみてみると，ブラッシングした側は歯肉上皮がきれいに並んでいたのに対し，5週間歯垢・歯石除去だけをした側は炎症性細胞の浸潤がみられた（**図11**）．歯垢・歯石除去だけでは歯肉の炎症をひかせることはできないのである．これは，学生に行った実験と同じ結果になった（**表7**）．動物でも人間においても，歯垢や歯石を除去するよりブラッシングによる機械的刺激の方が歯肉炎の予防・治療には有効であることが示された．「歯周治療における宿主強化療法」の原点になる実験結果である．つまり，歯肉の炎症につまようじ法は効果があると考えられる．

もともと，原法つまようじ法は歯間部の歯垢を除去するために開発されたが，今では宿主を強化することが目的となった．この考えに至ったのは2000年以降で，それ以前のつまようじ法は歯垢除去のみを目的にしていたので宿主強化を目的としたつまようじ法に変更する必要があった．ブラッシングによる

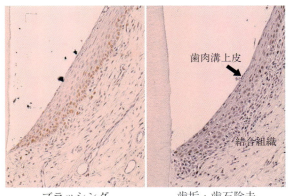

図11 イヌ歯肉の免疫染色(PCNA)像(5週目).イヌに麻酔をし,毎日ブラッシングをした歯肉と歯垢・歯石除去をした歯肉の組織像.毎日ブラッシングをした歯肉では上皮細胞の配列は規則正しく,細胞が核分裂をしている茶褐色に染まった細胞が多い.歯垢・歯石除去をしただけでは5週間しても炎症性細胞の浸潤がみられる

機械的刺激で歯肉の細胞分裂は促進される.歯肉上皮基底細胞,線維芽細胞,血管内皮細胞,さらには骨芽細胞までも分裂を開始する.そして,きれいな上皮組織,結合組織,歯槽骨がみられる.この細胞分裂も2〜3週までだが,重要な情報を示している.ブラッシングの機械的刺激による細胞分裂はがん化による自律的増殖[*3]ではなく,生体の正常な反応であるといえる.

ブラッシングによる歯肉強化現象は認められたが,最適条件はどうか? 友藤孝明先生(朝日大学教授)を中心としたグループが精力的に取り組んだ結果,ブラッシング圧は弱すぎても強すぎてもよくないことがわかった.また,ブラッシング時間についても短すぎても,長すぎてもよくない.歯ブラシの太さ,硬さ,長さ,植毛の本数,毛の材質がシーラブ2×6相当で,ブラッシン

[*3] 自律的増殖

抜歯をした後の穴は血液がいっぱい詰まっているが,凝固した後,毛細血管や線維芽細胞が出てきて肉芽組織を作る.上皮細胞も増え,上皮で覆われる.骨芽細胞も増殖し,歯槽骨を再生し,ある時点で増殖が止まる.誰がいつ命令するのかわからないが,修復された時点で組織の正常細胞は形が整った成熟した状態になり,増殖が止まる.そのおかげで生体は機能を回復することができる.これが他律的増殖である.自律的増殖とは増殖が止まらない状態をいう.腫瘍が自律的増殖の例である.腫瘍細胞はいつまでも成熟した状態にはならず,分裂・増殖を繰り返す.増殖が止まらなければ細胞の塊は大きくなり,こぶとり爺さんのこぶのようになる.悪性腫瘍は腫瘍細胞の増殖能が高く,がんに代表される.細胞間の結合は弱く血液に流され他の組織に行き,そこで増殖すると転移という.

グ圧200g，ブラッシング時間20秒で最も細胞増殖がみられる．これ以上ブラッシング圧が強く，時間が長いとかえって分裂する細胞は減ってしまう．臨床におけるブラッシング圧と時間は安全性も考えて，歯ブラシのネックに100～150g重の圧をかけ，10～15秒の刺激を与えることを推奨する．100～150g重は計量秤を使えばおおよその予想がつく．消しゴムで消す時の力がだいたい150g重に相当するので，推測してもらえると思う．また，1カ所あたり10～15秒のブラッシングは普通では長すぎるように思うけれど，実際は1カ所あたり往復7～8回（4～5秒）で効果が出ている．また，1日1回よりも2回つまようじ法ブラッシングをした方が歯肉炎が早く治ることもわかっている．歯肉炎の予防には，2，3日に1回のブラッシングで十分である．

2）ブラッシングのマッサージ効果と血流，細胞増殖

　ブラッシングの歯周組織への影響を調べてみることにした．すぐに思いつくのがマッサージによる血流量の増加である．ドップラー血流計というもので血流量の変化を知ることができるが，個体差を超えて血流が多くなるのを観察することはできなかった．

　そこで，ブラッシングの効果を組織でみることにした．図11はイヌの歯肉の組織像で，通常のイヌの歯肉には多かれ少なかれ炎症性細胞の浸潤がみられる．左側はブラッシングをした歯肉の像で，歯肉溝上皮と結合織の境界ははっきりし，炎症性細胞の浸潤はみられない．これは，適度なブラッシングの刺激によって慢性炎症がひいたことを示している．したがって，歯周病を治すとは現在では慢性炎症が消失することが主な目的である．ブラッシングの刺激によって，炎症がひくのはなぜだろうか？　組織標本で細胞の核分裂をみる免疫組織化学的方法があることを教室員がみつけてくれた．PCNA（増殖細胞核抗原）の陽性細胞をみつけることによって，細胞分裂の程度を推量できるのである．図の中で，細胞の核が茶褐色に染まっている細胞が核分裂を始めたものである．ブラッシングの刺激でどれほどの細胞が核分裂を始めたかを計測した結果が図12である[10]．ブラッシングの刺激で歯肉の線維芽細胞や上皮基底細胞，血管内皮細胞が増殖を始める．線維芽細胞は，傷などができるとそれを治す働きと炎症を抑える働きがある．ブラッシングで歯肉を刺激すれば，この線維芽細胞が2倍も増えるので炎症が治まっていく．

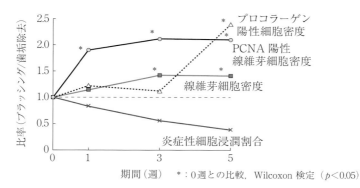

図12 ブラッシングの機械的刺激による細胞増殖能[10]
細胞増殖能を歯垢除去側とブラッシング側の比で表した．ブラッシング開始1週間ですでに細胞増殖が起こっている．3週間でほぼ定常状態になっている．炎症性細胞浸潤は5週間しても直線的に減少している

　ブラッシングの時間と力をそれぞれ変えて調べたら，イヌの歯肉の線維芽細胞では200g重20秒で細胞分裂が最も多いことがわかった（**図13**)[11]．しかし，それ以上の時間と力をかけると分裂細胞は減ってしまう．この事実からいえるのは，細胞を増やすためには最適な時間と力があり，強すぎても長すぎてもかえって細胞を減らしてしまうことである．昔，ローリング法で硬い歯ブラシを使うと，歯肉の退縮がみられたのは力が強すぎ，細胞が減るこの現象だったのだろう．実際，臨床においては200g重20秒では力がかかりすぎて細胞の減少（退縮）を起こしかねない．しかし，これは線維芽細胞という炎症を消退させる細胞の分裂であり，感染から身体を守っている歯肉溝上皮細胞の場合は，10秒で十分である（**図14**)[12]．線維芽細胞におけるコラーゲンの産生能も10秒で最も高い．実際の口腔に当てはめた場合，頬側は2～3歯をまとめてできるので，上下顎で160秒，舌側・口蓋側は歯ブラシのつま先を使って1カ所ずつで260秒，全部で7分歯肉を刺激すればよいことになる．電動（音波振動）歯ブラシは手動歯ブラシに比べてだいたい1/4の時間で同じ効果が得られるので，2～3分で十分だろう．

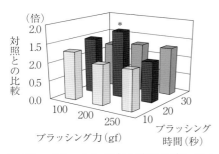 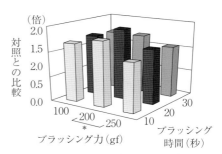

図13 ブラッシング力と時間の違いによる歯肉線維芽細胞のPCNA陽性率の変化[11]．歯肉線維芽細胞を増やすには200g重，20秒の刺激が最も効果的である．10秒では短すぎるが，長すぎてもかえって増えなくなる．また，力が強すぎてもかえって減ってしまう

図14 ブラッシング力と時間の違いによる歯肉上皮細胞のPCNA陽性率の変化[12]．感染防御機構の最前線である歯肉溝上皮細胞の増殖を促すには，200g重，10秒で十分である

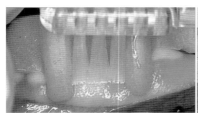 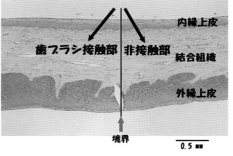

図15 イヌ歯肉ブラッシング時の添え木．ブラッシングの効果の範囲を調べるためにレジンで添え木を作った

図16 ブラッシングの波及効果を知るために境界歯肉につけた傷

3）マッサージ効果の出現範囲

　歯肉炎の初発部位である歯間部歯肉を強くするつまようじ法のエビデンス（根拠）を求めて実験を行うことにした．

　今回はブラッシングの刺激による細胞増殖作用はどこまで出現するのかを調べた．イヌの歯の印象をとって，レジンで添え木を作り，ブラッシングの刺激が加わる場所を一定にした（**図15**）．実験終了時に境界歯肉にメスで印をつけ

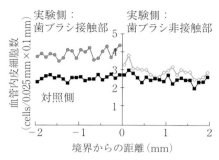

図17 ブラッシングによる細胞賦活作用の波及効果（血管内皮細胞）[13]
ブラッシングによって血管内皮細胞は1.4倍のPCNA陽性細胞がみられるが，歯ブラシの毛先が当たっているところから離れると，ほとんどその賦活作用はみられない

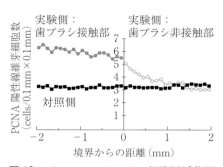

図18 ブラッシングによる細胞賦活作用の波及効果（歯肉線維芽細胞）[13]
ブラッシングによって歯肉線維芽細胞は約2倍のPCNA陽性細胞がみられるが，歯ブラシの毛先が当たっているところから離れると（0.5 mm以上），ほとんどその賦活作用はみられない

ておき（**図16**），顕微鏡を使って細胞分裂を起こした細胞の数を数えた．歯ブラシの毛先が当たっている部位では核分裂を始めた細胞の数は明らかに多いが，血管内皮細胞は境界から少しでも離れると，その効果はみられなかった（**図17**）[13]．線維芽細胞は0.5 mm離れても増殖しているが，それより離れるとブラッシングの効果はなかった（**図18**）[13]．これらのことから歯肉細胞の増殖促進は歯ブラシの毛先が当たっているところにしかみられないことがわかった．つまようじ法が歯肉炎・歯周炎の予防や治療に効果があるのは炎症の初発である歯間部歯肉の細胞を刺激して活性化するためで，これがつまようじ法の最大の特長である．つまようじ法以外のブラッシング方法では歯間部歯肉のマッサージ効果は得られないのである．

デンタルフロスは歯間部歯垢の除去はできるが，宿主を強くするまではできない．歯間ブラシはそれなりに機械的刺激を与えるが，部位ごとに太さを変えなければならないし，どのくらいの力で何秒間行えばよいのかわかっていない．

マッサージ効果で血流が良くなり，歯肉の細胞が活性化されるという考えもあった．これについて大阪大学のグループを中心にいろいろな実験がなされた．ドップラー血流計を使ったり，歯肉の微細循環をみたり，歯肉の血液の酸

素飽和度を測定したが，マッサージ効果によって血流が増加し，歯肉細胞が活性化されたという事実はみつかっていない．だから，バスやチャーターが「歯周病は局所の酸素不足で起こるから歯肉をマッサージして動脈血を集めればよい」と考えたのは当たっていなかったように思う．

☘ コーヒーブレイク

　技術と知識を教えるのも大学教育ではあるが，ただ暗記するだけでは問題発見・問題解決能力はつかないと思い，岡山大学で「この図（**図2**）の事実を基にして，論理を組み立て結論を出しなさい」という試験問題を出した．事実を基にして，論理を組み立て，結論に至る能力を開発しようとしたのである．最初の学年ではほとんどの学生の答案は白紙の状態だった．私は，大学教育とは論理的思考で自分なりの結論を出せる能力を涵養し，また，その結論を批判的吟味（主題に対してあえて批判を加えて吟味し，その論の正当性を確かめる）できる能力を養成することと考えている．論理的思考と筋道を立てて話を構成する能力がないと，議論してもいつまでたっても1人だけ同じ主張を何回も繰返し進展しない．だから，講義の時「この図の説明で，歯垢がたまって歯肉炎が起こり，歯垢が取れると歯肉炎が治る．この結果は関連の強固性，関連の特異性，関連の時間性，関連の整合性があるから（関連の一致性だけは疑問である）相関関係が因果関係になると考えてもよい」と教えてきた．次の学年になると，「渡邊の試験にはタイレードらの実験的歯肉炎の図が出るから，解答は歯垢が歯肉炎の原因であると書けばよい」という情報が飛び交う．そして正答率が極端に上がる．「まあ，知識を丸暗記するよりはいいか」と思った．

　ところが，あるクラスで1人だけ「歯磨きを止めると歯肉炎が起こり，歯磨きを始めると歯肉炎が治る」と解答した学生がいた．その答案を読んで，「こんな馬鹿なことを書いている学生がおる．こいつ，何を勉強してきたのだ……」と医局で教室員に愚痴をこぼしたら，研修医の1人に「先生，その学生さん，本当にそう思っていると思いますから，先生の知っている範囲でちゃんと解答を教えてやってください」といわれた．彼は岡山大学歯学部に一度入り，アメリカン・フットボールばかりやっていて単位未修得で退学し，再度歯学部に入学した苦労人（中林浩樹先生，広島市開業）だった．中林先生にそういわれても，私には反論する根拠を持ち合わせていないことに気がついた．馬鹿なことを書いた学生ではなく，新しい真実をみつける可能性を教えてくれた学生なのである．

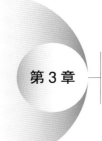

第3章 宿主強化療法に基づくつまようじ法を理解する

1．健康の保持増進と歯周病

　むし歯や歯周病の病気を対象にした学問を Disease-oriented concept in dentistry（病気を治し予防する歯科医療）と名づけると，それに対峙した Health-oriented concept in dentistry（健康増進のための歯科医療）という考え方もあると思う（p.1）．健康増進のための歯科医療とは，患者さんの健康を保持増進するために歯科医師として何ができるかを考え，実践することである．日本では，むし歯は明らかに減少している．歯周病も栄養が行き届き，宿主の抵抗力がつけばいずれ急激に減少するだろう．日本の10万人余りの歯科医師が生活の糧にしているむし歯と歯周病がなくなってしまうのである．そうなると健康な人をも対象とした健康増進のための歯科医療が求められる．それは，病人だけれども患者になり得ない人も含まれる健康者集団[*1]を対象とした歯科医療である．日々，日本の人口の1％の人が患者として歯科医院を訪れている．1％の患者を人口の0.08％の歯科医師が治療しているのである．健康者集団とは歯科医師にとってみれば国民の99％に相当する．Health-oriented concept in dentistry という立場に立てば0.08％の歯科医師が99％の国民を対象にすることになる．

[*1] 健康者集団
　最近，ハイリスク・ストラテジー（疾病リスクの高い個人に保健指導や医療を行う）とポピュレーション・ストラテジー（集団全体を対象とし，疾病リスクの高い人にも低い人にも等しく働きかける）という言葉が対比される．ハイリスク・ストラテジーは第二次予防のように早期発見・早期治療をするので，患者さんとして把握できる．しかし，病人であっても患者になり得ない人がいる．患者さんとは自分が病気であることを認識して，医療機関を訪れる人で，病める人のすべてではない．健康者集団とは患者以外の人を指す言葉で，この中には病人も含まれている．健康者集団に対しても健康の保持増進を図ろうとするのがポピュレーション・ストラテジーである．歯科医療従事者としては，患者さんだけを対象とするのではなく，健康者集団にも目を向ける必要がある．

健康増進のための歯科医療を考えると「健康とは何か？」という問題にぶつかる．ほとんどの人が答えにつまり，「病気ではないこと」と答える人も多い．WHOの定義は「肉体的，精神的，社会的に良好な状態であり，単に疾病や故障がないことではない」である．われわれ歯科医療従事者は来院した患者さんに対し，病気を治し予防に取り組んでいるので，肉体的に良好な状態にすることは何とか満たしているだろう．それでは，精神的・社会的な要因について歯科医療はこれからどのように関わったらいいのだろうか．

健康と病気を考える時，ここまでが健康でここからが病気であるという考え方もあるが，境界を引くのは難しく，健康と病気の連続相で考えようとしている学者（青山英康：岡山大学名誉教授）もいる．この連続相で考えれば，未病という概念は都合がよい．

未病という言葉は，「健康状態の範囲内であるが，病気に著しく近い身体または心の状態」と未病学会は定義している．例えば，まだ炎症が発生していない，歯肉炎や歯周病に進行する寸前の状態である．病気を治し（第三次予防），病気を早期に発見・治療し（第二次予防），病気を予防し健康を保持増進しよう（第一次予防）とする考え方はすでに知られている（図7）．う蝕学はむし歯の治療，早期発見・早期治療，次いで予防しようとする．歯周病学は歯周病の治療，早期発見・早期治療，そして予防しようとする．そこに未病という考えを取り入れることができる．しかし，う蝕学はむし歯がなくなったら消滅し，歯周病学も歯周病がなくなった時点でその役割を終える．う蝕学に未病という概念を取り入れても，健康の保持増進とは異なるのである．

病気を対象とした学問は病気を治し予防し，対象とした病気の終息とともにその役割を終える．しかし，健康増進のための歯科医療は健康の保持増進を目標にしているので，人類が存在する限り必要である．

私は疾病や故障があってもその状態から少しでもその人の能力を発揮できるようにするのが，健康の増進であると考えている．具体的に何をしたらよいのだろうか？　患者さんが持つ能力を最大限発揮できるように，健やかに美しく老いてもらうことがポイントである．それを願って治療方針を立て，実践し，成果を評価する．例えば，抜歯して入れ歯を入れるか，抜歯せずに炎症を抑えて固定したほうが健康の増進に寄与できるかを考え，実践する．それが健康増

進のための歯科医療である.

　今までは「抜歯するか,固定するか?」を自分の経験と勘と度胸(KKD)で決定し,データがほとんどなかったので,EBM[*2]とは程遠かった.宮浦らは,動揺歯が平均5本ある患者さんと動揺歯が全くない患者さんに,年齢,性別,歯の本数が同じになるように調整した群において咬合力,咬合接触面積を調べた.この2つの群には咬合力,咬合接触面積に差はなかった(**表8**)[14].歯の本数さえ同じであれば,動揺歯があろうとなかろうと,噛む力や歯と歯が接触する面積に有意差はなく,咬合力,咬合接触面積は,歯の本数に比例する.これは,動揺歯を抜いてしまうと,たとえブリッジを装着しても,歯の数が減って噛む機能が落ちてしまうことを示している.また,歯の数が減ると単位面積あたりに当たる咬合力は大きくなり,1本の歯が耐え得る力を超えて負担過重になり,歯の動揺が起こる.咬合力の負担はどこが閾値になるかわかっていないが,20本以下になると咬合圧は急激に増える(**図19**).このデータをふまえて患者さんの健康の保持増進のために歯科医師として何ができるかを考え,噛む機能を落とさないために動揺歯を保存する選択をする.どうしたらその歯を保存できるか考えた時,歯科医師としていろいろな知識・情報を入手し実践しなければならない.勉強不足,努力不足の歯科医師は,従前の治療法

＊2　EBM(Evidence-based Medicine:根拠に基づく医療)
　実際の臨床でEBMを実践する方法として,SackettとHaynesは以下のステップを提起している.
①患者のニーズと臨床における知識とのギャップを明らかにする.②その課題について解答可能な問題に変換する.③文献から最もよい事実を探し出す.④その文献を批判的に吟味する.⑤批判に耐えられる文献を実際の臨床に応用する.⑥応用した結果を評価する.
　これを具体例に当てはめてみると,以下のようになる.
1. 歯科医師はこの動揺歯は抜歯してインプラントにした方がよいと考える(臨床における知識).しかし,患者は歯を残してほしいという(患者のニーズ).両者のギャップを認識する.
2. このギャップを解決可能な問題に変換する.歯を残す方法はあるのだろうか? 歯を残すことによって,患者さんの健康な生活が確保できるという証拠があるのだろうか?
3. 動揺歯を残す方法や,残した場合の利点・欠点に関する文献を探す.つまようじ法の文献や咬合力,咬合接触面積の文献に遭遇する.
4. これらの文献を批判的に吟味してみる.文献の前提や論理,実験方法に間違いはないかを検討する.
5. 批判に耐えられる文献をみつけたら,実際の臨床に応用する.
6. その結果を評価する.

表8 動揺歯の有無による咬合能力[14]

動揺歯の有無によって2群に分け,各群の年齢,性別,現在歯数をマッチングさせて咬合力,咬合接触面積,咬合圧を測定した.動揺歯保有者群は平均5本の動揺歯があった.プレスケールでは2群間に咬合能力の差はなかった

	動揺歯保有者	動揺歯非保有者
人数(人)	30	30
年齢(歳)	46.0 ± 16.7	46.0 ± 16.7
現在歯数(本)	26.6 ± 2.3	26.6 ± 2.3
動揺歯数(本)	5.4 ± 6.1	0
咬合力(kg)	40.8 ± 24.1	40.3 ± 28.7
咬合接触面積(mm^2)	13.6 ± 8.0	13.1 ± 8.6
咬合圧(kg/mm^2)	3.0 ± 0.5	3.1 ± 0.6

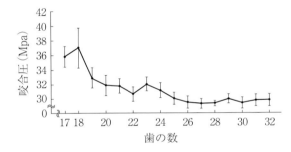

図19 天然歯の数と咬合力[14] 天然歯が22本より少なくなると単位面積にかかる咬合圧が大きくなり,残っている歯への負担が大きくなることがわかる.20歯以下になると咬合圧は急激に増加する

(抜歯)に甘んじてしまう.そこで,私は宿主強化療法に基づくつまようじ法を推奨したい.

2. 炎症と歯周病

歯周病(歯肉炎,辺縁性歯周炎)は炎症である.そこで炎症とは何かを考えてみよう.病理学的には,「外来刺激に対する生体の防御反応で,循環障害・滲出(充血,うっ血など),退行性病変〔変性や壊死(ネクローゼ)など〕,進行性病変(肉芽組織など)を伴ったものである」と定義される.また,炎症の5徴候は,「発赤」,「腫脹」,「発熱」,「疼痛」,器官が正常に働かない「機能障害」である.この5つの徴候がすべて出るのは急性炎症の場合で,慢性化する

と発赤，発熱，疼痛は消失することが多く，腫脹と機能障害は残る．ここでいう外来刺激とはおおざっぱに物理的刺激（放射線，切り傷や打撲によって起こるもの），化学的刺激（酸，アルカリなどによる皮膚炎），生物学的刺激（ウイルスによる風邪，インフルエンザや細菌そのものによるもの，細菌の出す毒素によるものなど）に分類される．それらの外来刺激に対し，生体が防御反応を起こした結果が炎症である．このように考えると炎症反応は悪ではなく，身体にとって必須のもので，これがなければ生体は死んでしまう．したがって，抗炎症剤を使う場合には作用機序を理解した上で使う必要がある．

歯周病は細菌感染（生物学的刺激）によって起こる生体の防御反応で，第一次の防御反応（上皮の落屑）が正常に働いていれば発病しない．歯肉溝上皮の基底細胞が分裂して次から次へと歯肉溝の側に移動し，細胞の核がなくなり（ヒトでは非角化），最外層に出ると細菌にさらされる．そして最外層の上皮細胞は，細菌を全体にまとって歯肉溝へ剥がれ落ち，生体に付着した細菌はこの

🍀 コーヒーブレイク

ベストセラーになった「チーズはどこへ消えた？」（スペンサー・ジョンソン）という本がある．

——迷路のなかに住む，2匹のネズミと2人の小人．彼らは迷路をさまよった末，チーズを発見する．チーズは，ただの食べ物ではなく，人生において私たちが追い求めるもののシンボルである．

ところがある日，そのチーズが消えた！ネズミたちは，本能のままですぐに新しいチーズを探しに飛び出していく．小人Aは「他の部屋にチーズを探しに行こうよ」と小人Bを誘うが，小人Bは「チーズは再び現れるかもしれない」と無駄な期待をかけ，現状分析にかかるばかり．小人Aはひとりで新しいチーズを探しに行き，新しいチーズの部屋をみつける……．

「チーズはどこへ消えた？」のあらすじである．

日本においてむし歯が減っているのは明らかな事実である．しかし，「まだまだむし歯の患者さんは多い」といっている歯科医師や，それに賛同する歯科医師も多数いる．一方では小人Aのようにむし歯から歯周病にシフトを始めている歯科医師もいる．いずれ歯周病も激減するはずだ．さて，その先には何があるのだろうか……．

落屑により生体から離れてしまう．落屑した後には細菌が全くついていない無垢の上皮細胞が顔を出すが，またすぐに細菌が付着する．そして剥がれていくという落屑によって，生体は細菌感染から守られている．

このように細菌と生体の第一次防御反応との間にバランスが保たれていれば，健康を維持できる．歯肉溝上皮は新陳代謝が盛んで，6～10日ですべて新しい細胞に入れ替わるといわれている．このバランスが崩れると細菌は歯肉溝上皮の深部まで侵入し，感知した生体は炎症性反応を起こし，歯肉溝浸出液の量を増やし，サイトカインの放出が起こる．これが炎症性反応の始まりで，炎症が始まっても歯肉溝上皮が破れていなければ，いわゆる歯周病原菌といわれるものは優勢にはならない．歯周病原菌の多くは増殖するのに血液成分を必要とし，歯肉出血がない所では増殖できない．歯肉出血が始まると増殖を始める．

ここでいう歯肉の第一次防御反応は，むし歯におけるエナメル質の再石灰化と似ている．酸による脱灰が起こっても，唾液中のカルシウムがエナメル質に沈着して再石灰化が十分機能していればむし歯の発生はない．しかし，再石灰化以上に酸による浸食が起こると病変が象牙質にまで達し，むし歯が急速に進行する．歯周病においても，歯肉の新陳代謝が正常であれば，細菌は中に入ろうとしてもくっついた上皮の最外層細胞が落屑し細胞と一緒に胃の中に落ち，胃酸の強い攻撃や酵素の影響を受け生物学的活性を失い，最後は大便の構成要素になってしまう．

しかし，歯肉上皮細胞の新陳代謝が衰え細菌の侵襲が始まると，組織の炎症反応が起こり，細菌の侵襲力が上皮の新陳代謝よりも強い場合は潰瘍（上皮が破れている状態）を形成し，歯肉から出血が起こる．すると，血液を必要とする歯周病原菌が優勢になる．歯周病原菌の内毒素は大腸菌と比べて非常に強力で，いったん歯周病原菌がすみついてしまうと，歯周病の進行を食い止めるのは難しい．歯周病原菌の毒力と人間の免疫機構とが拮抗していれば症状は出ない．バランスが崩れると生体は免疫機構をフルに活用するために，充血し発熱，疼痛，発赤，腫脹，機能障害などの臨床症状が出る．ソクランスキー（アメリカの細菌学者）は歯周病にみられるアタッチメントロス（歯肉上皮とセメント質の付着喪失）は，徐々に起こるのではなく，ある時急に悪くなるという

ランダムバースト（急発）説を提唱している（図9）．歯科医師の多くは彼の説を支持し，反論を唱える人はいないので常識と考えていいだろう．

しかし，なぜ急激にアタッチメントロスが起こるのだろうか．細菌の数が急に増えたか，毒力が急に増したか，何らかの環境の変化が起こっていなければならない．その可能性も否定はできないが，それよりも徹夜した，風邪をひいた，疲労がたまったなど宿主の抵抗力が落ちた時に歯周病の急性発作が起こり，アタッチメントロスに至ったと私は考えている．このように歯周病の進行は宿主の反応を抜きにしては考えられない．実際，宿主を強化すること（つま

🍀 コーヒーブレイク

以前，NHKのドキュメント番組に「元（はじめ）が歌った」というものがあった．小学校の教師同士が結婚して妊娠をした．ところが，お母さんが風疹にかかってしまった．妊婦が風疹にかかると難聴の子どもが生まれることがあると聞いて，2人で相談した．2人の結論は「お腹の中の赤ちゃんも1人の命だから，この命を大切にしよう」だった．2人はこの子に「元（はじめ）」と名前をつけた．元くん，五体満足に生まれてきて可愛い子だった．しかし，なかなか言葉が出てこない．難聴というハンディを持って生まれてきたのである．ご両親はハンディを克服する努力を始めた．元くんの視線を話しかける人の口元に向けさせ，大きな口を開いて話かけた．そして元くんが同じ言葉を発したら，大いに褒めたのである．それを繰り返して，元くんは読唇術を身につけた．耳が聞こえなくても他人と会話をすることができた．しかし，元くんは歌が歌えなかった．音の大きさ，高さ，音色が判別できなかったのだ．ご両親は小学校入学までに，なんとか歌が歌えるようにしようと頑張った．そして，ついに小学校に入るまでに1曲歌えるようになったのである．

「元が歌った」は，臨床において患者さんの健康を保持増進するために歯科医師として，今何ができるかを考えるのに参考になると思った．元くんは難聴だったけれど，その状態が元くんにとっては普通で，その状態しか知らないのである．ご両親が一生懸命読唇術を教えて，一般の人とコミュニケーションがとれるようにした．社会で生きていくために，元くんの能力を最大限発揮できるようにしたのである．

診療室でチェアーに座っている患者さんも口の中に何らかのハンディを背負っている．その人の能力を将来にわたって最大限発揮できるようにするのが，歯科医師としてできる健康の保持増進であろう．

ようじ法）によって歯周病を予防し，治療することができる．

1) 歯周病についての臨床的考察

　歯周病は炎症が慢性化していることが多い．病理学総論では，炎症の転帰は治癒，慢性化，死の3つである．歯周病の炎症の転帰は慢性化で，少なくとも治癒ではない．慢性化すると一般的に腫脹か機能障害しかみられないが，歯肉に発赤や腫脹がみられたら炎症が起こっているといって間違いない．もちろん，ブラッシング時の出血があれば，歯周ポケット上皮が潰瘍を形成し炎症が起こっている．

　また，歯周病は歯肉炎と辺縁性歯周炎に分けることができる．歯肉炎は炎症が歯肉にとどまったもので，さらに広がって歯周組織（歯肉，歯槽骨，歯根膜，セメント質）に炎症が波及したものを辺縁性歯周炎という．臨床的に歯肉炎と辺縁性歯周炎を区別することは難しいが，アタッチメントロスや歯槽骨の吸収があれば，明らかに辺縁性歯周炎である．

　臨床でみかける歯周病は，普段はそれほど症状の変化が気にならないが，ある日，突然急性症状が現れる．歯肉が赤く腫れ（発赤・腫脹），痛みが出て（疼痛），熱を持ち（発熱），歯がぐらぐらし，噛みにくくなる（機能障害）．そして膿が出て，数日すると治まり，数カ月から数年症状が出ない．ある時，また突発的に急性発作を起こす．前歯では歯が伸び左右のバランスが崩れ，臼歯部ではその歯だけが対合歯と接触し，動揺は日ごとに増し，噛みづらくなる．これを繰り返し，ついには抜歯に至る．抜歯せずに放置しておくと自然脱落し，その跡をみると潰瘍は治って出血もない．つまり，歯周病もある程度進行するとトカゲのしっぽ切りのように，機能しなくなった歯を生体そのものを守るために排斥するような反応が起こる．排斥作用が起こると動揺は急速に増し，われわれの力は及ばない．村上和雄（分子生物学者，筑波大学名誉教授）はこのような現象を「何か偉大なもの（Something Great）」といっている．

2) 歯周病についての組織的考察

　歯肉出血は歯周病の初期によくみられる症状である．ここで出血について，もう一度考えてみたい．出血とは，血液成分が血管外に出ることで，内出血と外出血に分けられる．内出血（図20）は上皮が健常な場合にみられ，外出血（図21）は上皮が破れている（潰瘍）ところで起こる．歯みがきをして血が出

るのは外出血で,歯周ポケット上皮や歯肉の内縁上皮が破れて潰瘍やびらんができている証拠である.医師は胃潰瘍,十二指腸潰瘍がみつかるとそれを治す.歯科医師も歯肉出血がみつかったら,潰瘍を治し歯肉出血を治さなければならない.歯周ポケットの潰瘍を治すのは歯科医師の仕事で,歯科医師にしかできない仕事である.

歯周病の原因である歯周病原菌のほとんどは血液成分を必要とし,歯肉出血がみられる部位に定着し,増殖する.歯周病原菌の菌体内毒素(Lipopolysaccharide;LPS)は他の細菌のものよりも強力である.そのため,血液成分の漏出を食い止めれば歯周病原菌の栄養を断ち,歯周ポケット内の善玉菌が優勢になるように変えることができる.そして,炎症は治まっていくのである.しかし,潰瘍のできている部分は上皮がないので,歯の表面についている歯垢(バイオフィルム)と結合組織が相接している.切り傷やすり傷の表面にバイオフィルムを置いている状態で機械的刺激(ブラッシングなど)を与えると出血する.歯肉溝内に血液成分が出て,歯周病原菌の格好の住みかになる.強力な毒力を持つ歯周病原菌がすみつき,歯周組織の破壊はさらに進み,歯槽骨の吸収も起こる.

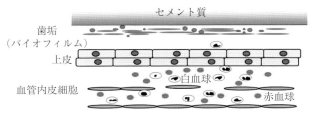

図20 内出血の模式図
赤血球が血管の外に出ているが,上皮は健常である

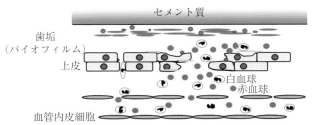

図21 歯肉出血(外出血)の模式図
歯肉出血は外出血で,歯周ポケット上皮が破れている(潰瘍)

歯周ポケットの形成は付着上皮に亀裂ができるのが始まりである．通常，付着上皮は新陳代謝が活発でなかなか潰瘍にまでは至らず，根尖側に下方増殖していく．歯周ポケットは歯周炎が進行してできたもので，歯周ポケットの深さは必ずしも歯周病の重症度と一致しない．なぜなら，歯周ポケットは歯肉頂から歯周ポケット底までの距離で，歯肉頂は腫脹したり収縮したり変動するので基準点にはなりにくい．歯周病の進行程度はアタッチメントレベル（セメント−エナメル境から歯周ポケット底までの距離）の方が正確だが，セメント−エナメル境は歯肉に覆われみえないことが多い（図22）．

　歯周組織の膿瘍は急性から慢性に移行する時期にみられ，膿の成分は細菌，好中球，組織液である．歯周ポケットの潰瘍（上皮が破壊された部分）には好中球がいっぱい集まって，細菌の侵入を防いでいる（p.37）．好中球は細菌を貪食し，細胞内で活性酸素を出して殺菌し処理する．貪食した好中球はいずれ吸収されてしまうが，大量に発生した場合は周囲からの被膜で覆われ膿瘍を形成する．膿瘍壁は外部刺激によって破壊され，膿として歯周ポケットから排出される．膿は自然に吸収されることもあるが，切開し排膿させ傷の治りを早めることもある．

　また，細菌の侵襲が強く活性酸素が大量に白血球内で産生されると，一部は好中球の融解とともに血中を通って全身に廻る．そして，慢性の変性疾患（糖尿病，慢性関節リウマチなど）の増悪や発生に関与する．歯周病と全身の慢性変性疾患との関係は活性酸素の全身への拡がりで説明できる（図10）．だから，歯周組織の潰瘍を治せば，慢性変性疾患への好影響が期待できるだろう．歯周ポケット上皮の潰瘍が治ったかどうかは歯肉出血で判断する．

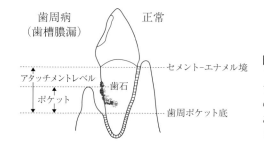

図22　歯周ポケットとアタッチメントレベル
アタッチメントレベルは歯周病がどの程度進行しているかを示す指標であり，歯根膜の破壊の程度を推測できる

歯槽骨の吸収は付着上皮の下方増殖とほぼ同時に起こっていることがラットの実験で示された[15]．菌体内毒素を感知した宿主細胞は様々なサイトカインを遊出し，それらが破骨細胞を活性化して歯槽骨の吸収が起こる．

3) 歯周病についての病因論的考察

歯周病は感染症であり細菌が外来刺激となって起こる生体の防御反応であるが，現在の病因論に大きなインパクトを与えた研究は，タイレードらの実験的歯肉炎である（図2）．ブラッシングを中止すると歯垢の付着がみられ，2～3日後に歯肉炎が発症する．ブラッシングを止めて14～15日すると歯垢の付着や歯肉炎の程度も最高値になる．その後ブラッシングを再開すると歯垢は取れて少なくなり，2～3日して歯肉炎も治まっていく．歯垢がたまってから歯肉炎が起こり，歯垢を除去すると歯肉炎が治まることから，歯垢が歯肉炎の原因であるという結論に達した．したがって，外来刺激である細菌を除去すればよいのだが，現在は歯周病原菌として，単独の細菌種に絞られるまでには至っていない．歯周病原菌[*3]とされている細菌群は，急性感染症でみられるいわゆるコッホの三原則（p.35）を満たすものではない．なぜ，これらの菌が原因菌とされるようになったかといえば，歯周病の病巣から分離される確率が高く，比較的毒力が強いという共通性にある．しかし，歯周病の病巣から分離される確率が高いというだけで因果関係（その菌が原因で歯周病が結果という関係）にまで発展させるのには疑問が残る．歯周病は一種類の菌による感染症という概念はあてはまらないので，複合感染という概念ができた．今では，歯垢という細菌の集団（バイオフィルム）が歯周治療のターゲットになっている．非常に多くの細菌種をターゲットにする治療法が功を奏すのは，至難の業と思える．善玉菌まで一緒に取らなければならないことになるだろう．

また，歯石も重要な要因と考えられているが，なぜ，歯石がそれほど重要な

---

*3　歯周病原菌

歯周病原菌といわれているものには現在，*Porphyromonas gingivalis*，*Aggregatibacter actinomycetemcomitans*，*Tannerella forsythia*，*Prevotella intermedia*，*Campylobacter rectus*，*Fusobacterium nucleatum*，*Eikenella corrodens*，*Treponema denticola* などがある．これらの細菌の培養には血液成分が使われている．必ずしも全血ではなく，血清，ヘミン，凝血因子などである．*A. actinomycetemcomitans* は血液成分がなくても増えるが，血液を入れた方が増えやすいといわれている．

要因なのか理解に苦しむ．ヒポクラテスの時代から歯石を取る道具があるという．歯石除去はそれほど昔からの治療法であるが，それを繰り返しても抜歯に至るケースがほとんどである．臨床で歯石除去をすると一時的に重度の歯周病の症状が改善するケースが多い．なぜ，一時的に症状が改善するのかというと，スケーラーなどを歯周ポケット内に挿入すると細菌叢における共生関係が乱され，酸化還元電位に変化が起き，一時的に嫌気性菌が死滅するからだという（山田　正：東北大名誉教授）．歯石には歯肉縁上歯石と歯肉縁下歯石がある．歯肉縁上歯石は唾液腺開口部につきやすく，歯垢がある程度蓄積した部分に形成されるので，ブラッシングで歯垢ををきちんと取り除けばよい．歯肉縁上歯石ができる部分は歯ブラシの毛先が届いていない証拠で，歯肉の活性化が十分できていない．歯肉縁上歯石が付着しているところに歯肉の炎症が多くみられるとしても，その相関関係は偽相関である．実際，シルネスとレーは歯垢に比べ歯石は炎症との相関が低いことを示している[16]．歯石は歯垢からできるので，歯石と炎症とは偽相関の可能性が考えられる．

　さらに，歯肉縁下歯石がついている部分は歯周病が重症化しているので，徹底して除去しなければならないと信じられている．仮に歯肉縁下歯石と歯周病との間に相関があるとしても，理論的には因果関係にまでは発展していない．むしろ疫学的には検証されていないといえよう．歯肉縁下歯石は暗褐色または黒色をしている．なぜ黒いかというと，血液中のヘム鉄を含んでいるからだという．それが事実とすれば，歯肉縁下歯石は出血し，すなわち潰瘍ができてすでに炎症が起こっているところで形成されたことになる．であるならば，歯肉縁下歯石は歯周病の原因ではなく，歯周病の結果できたものと考えるべきである．「歯肉縁下歯石を見たことがあるか？」と尋ねれば，ほとんどの歯科医療従事者が「ある」と答える．その色は「暗褐色」か「黒色」と答える．このように歯肉縁下歯石は直視できるか，場合によっては探針で触知できる．しかし，歯肉縁下歯石が認められない部位でも歯周病は起こる．歯肉縁下歯石のついていない歯周病が存在するのである．歯肉縁下歯石のついている歯周病と，ついていない歯周病の2つが考えられるが，その区別はできていない．しかしこの2つに共通しているのは歯肉縁下歯垢である．

　ここで歯周組織の健康はどのような機序で保たれているのかを考えてみよ

う．

——動物は細菌がいっぱいはびこっている地球上に誕生した．細菌が地球上に現れたのが30億年前で，突然動物が現れたのは6億年前である．細菌は地球上に現れた最初の生物で，植物・動物は細菌だらけの地球上に誕生した．動物は細菌と共生しているのである．突然変異で誕生した動物も，先住している細菌の攻撃を受けただろう．人間も上皮という器官があるために，細菌の侵入から身体を守って現在まで進化してきた．攻撃に負けた種もたくさんあったはずだ．細菌の侵入を拒む機構を備えた動物だけが，生命を維持し子孫を繁栄させることができた．その機構が上皮であり，上皮の落屑（p.37）である．細菌の中においても勢力争いがあり，善玉菌が優勢なところでは悪玉菌は増殖することができない．私たちは善玉菌の助けを借りて生きているといっても過言ではない．細菌と共生しているので，歯垢をゼロにするとか，外部環境を完全に殺菌するのは所詮，無理である．

上皮は，基底細胞が分裂し細胞を表層へと押し上げていく．一番外側の上皮細胞は，皮膚から剥がれ落ちる．その時，上皮細胞の周囲には細菌がいっぱいついている．落屑が起こったところは，細菌がついていない新しい細胞が露出する．新しい細胞の上に細菌がつき，その細胞は剥がれていく．このような落屑を繰り返し，体は感染から身を守っている．基底細胞の分裂が遅れたり落屑が遅れると，表皮についた細菌は細胞間や細胞内に侵入する．細菌の侵入の早さに上皮の新陳代謝が追いつかなくなると，細菌はさらに深層にまで行く．そして上皮は細菌の出す物質（菌体内毒素）に反応してサイトカインを放出すると，好中球，マクロファージ，リンパ球などが集まる．それによって毛細血管は拡張し，炎症が起こる．そして歯肉溝内に血液成分が出てくると *P. gingivalis* に代表される歯周病原菌がすみつく．

歯周組織の健康は上皮によって一次的には保護されているので，潰瘍ができてからの組織の免疫反応よりも，体を感染から守る上皮の役割を重視した治療法が大切であろう．その意味では宿主強化の治療法であるつまようじ法は合理的といえる．

3．宿主強化療法に基づくつまようじ法の臨床
1）臨床のまとめ

　ありがたいことに，つまようじ法という名前はだいぶ拡がってきた．韓国ではほとんどの大学で講義され，歯科衛生士の国家試験にも出題された．歯科衛生士になるためにはつまようじ法（韓国では Watanabe's Method とも呼ばれている）は理解しなさいという表れだ．しかし，そのコンセプトは歯垢の除去で，原法つまようじ法が基となっている．病気そのものを治療するには，原因除去療法と宿主の治癒力が必要である．つまようじ法はバス法と同じくらいの歯垢除去効果があり（**表9**），歯間部の歯垢除去効果に至っては明らかにつまようじ法の方が勝っている．つまようじ法がなぜこれほどの効果があるのか研究した結果，歯垢除去効果よりも宿主強化によることが大きいとわかった．すなわち，原因除去療法と宿主強化療法の2つを兼ね備えているのがつまようじ法である．すると，自ずからつまようじ法の手法も変わってくる．そこで，新しい考え方を基にして開発された宿主強化療法としてのつまようじ法をまとめてみよう．

（1）考え方

　歯肉強化論，すなわち歯肉を刺激して細胞を増殖させ，細菌の侵入に対する歯肉の抵抗力を高める（宿主強化療法）．

（2）理　論

　①歯肉出血は外出血であり，歯周ポケット上皮が潰瘍を起こしている．

表9　つまようじ法の歯垢除去効果（バス法との比較）[4]

30秒間，つまようじ法とバス法の術者ブラッシングをした．歯垢除去効果は頬側と舌側で差はなかったが，隣接面はつまようじ法の方が有効だった

	ブラッシング法	平均歯垢指数		歯垢除去率（%）
		実験前	実験後	
隣接面	つまようじ法	2.36 ± 0.55	0.97 ± 0.28***	$57.5 \pm 12.5^+$
	バス法	2.24 ± 0.55	1.34 ± 0.35	39.8 ± 9.4
頬・舌側	つまようじ法	2.30 ± 0.61	0.95 ± 0.32	58.3 ± 10.5
	バス法	2.24 ± 0.61	0.95 ± 0.41	55.7 ± 14.0

平均±標準偏差，バス法との比較（***$p<0.001$，$^+p<0.01$）

②炎症を抑え，潰瘍，出血を治すには，上皮基底細胞や線維芽細胞，血管内皮細胞の増殖を促すことが肝心である．

③潰瘍が治れば上皮による感染防御機構が働き，出血が治れば歯周病原菌の栄養を遮断し，増殖を抑えることができる．

④歯ブラシの毛先の刺激で歯肉線維芽細胞と歯肉血管内皮細胞，歯肉溝上皮基底細胞，骨芽細胞を増殖させる．

⑤歯ブラシの毛先が当たっているところしか細胞増殖は起こらない．したがって，歯肉炎の初発部位である歯間部歯肉に歯ブラシの毛先を入れる．

⑥細胞増殖が最もよくみられる力と時間は2列6毛束の歯ブラシ（シーラブ2×6）を使った場合，100〜150ｇ重，10〜15秒が推奨される．

⑦1週間に2回，2週間術者ブラッシングをすればほとんどの歯肉出血を止めることができる．

⑧1日1回よりも2回の方が早く症状が改善される．

(3) 術式（原法つまようじ法，p.14：歯ブラシの毛先を歯間部に入れるためには，歯ブラシの毛先を爪楊枝のように使う）

- 近遠心の角度：口蓋側や舌側から歯ブラシの毛先を歯間部に入れる角度をみつけるのは難しいが，柄を縦にして毛先を近心や遠心に向け入れやすい角度を探す（**図6**）．入れやすい角度がみつかったら，その角度を維持したまま1秒間に2〜3回のピストン運動（押したり引いたり）を繰り返す．それより速いと大ざっぱになり，つまようじ法の快適さがなくなる．頬側から入れる場合は歯ブラシの柄を横にして，歯ブラシのかかとやつま先を使い，歯間部に入れやすい角度を探す（**図5**）．

- 上下の角度：歯肉に歯ブラシの毛先を直角に当てると痛みを伴うことが多い．上顎は毛先をやや下に向け，下顎は毛先を上に向ける．

- 大切なことは毛先で歯肉を刺激することで，毛先をピストン運動で引き抜いた時歯肉から離れるように毛先を使う．

- 歯周ポケットの深さによって刺激する部位を考える．7mmの歯周ポケットのところでは，潰瘍ができている辺縁歯肉からポケット底に向けて2〜5mmのところを刺激するようにする．なぜなら，潰瘍は辺縁歯肉から2mmまでの部位とポケット底から2mmの部位にはできない．辺縁歯肉

から 2 mm までは普通のブラッシングで十分刺激が加わるからだろう．また，歯周ポケット底から 2 mm は付着上皮細胞の分裂が盛んで潰瘍ができにくい．
- ブラッシングする時は順番を決めて行う．例えば右上の臼歯部頬側から始め，頬側を右から左にブラッシングし，左上臼歯部まできたら，左上の口蓋側に移動し，口蓋側を左から右へ移っていく．右上口蓋側まで終わったら，右下の頬側に移り，頬側を左に向かって進む．左下頬側まできたら舌側に移る．そして最後に咬合面をブラッシングする．
- つまようじ法術者ブラッシングで気持ちよさを味わってもらうためには，歯ブラシの柄の弾力性を利用してブラッシングをする．歯ブラシの柄をしっかり握れば，ブラッシング圧を強くできる．やわらかく握っても強いブラッシング圧が出せるようになると患者さんにとって気持ちのよいブラッシングとなる．

2）具体的な方法
（1）初診日
　歯周組織検査とつまようじ法術者ブラッシング，それに歯磨剤をつけた仕上げブラッシングのみを行う．まず，今日の処置内容と歯周組織検査の内容を患者さんに説明する．歯の動揺度を測る目的は，これからの治療によってどの程度歯の機能が回復するかを確認するためと説明する．歯周ポケットの深さは病変がどこまで進んでいるか，治療によって改善したかを現している．仮性ポケットの消退もわかるし，その意味を知ることもできる．BOP（Bleeding On Probing：プロービング時の出血）は歯周ポケット上皮の潰瘍部位を推測できる．これらの測定値が治療開始後どのくらいで改善するのかを知ることも必要で，自分の技量ではどのような症例で治癒するのかを発見するのも楽しい．PCR（Plaque Control Record：磨き残しを表す指数）は歯ブラシの毛先が届いているか否かの指標になる．

　ついで，つまようじ法術者ブラッシングをする．歯ブラシはつまようじ法に適したもの（V-7 歯ブラシやシーラブ 2×6）を使った方がやりやすい．最初は歯磨剤を使わずに確実に歯間部に毛先を挿入させ，出血する部位を確認し出血量を知る．

ブラッシング時に痛みを訴える患者さんには，初診時の痛みを少なくするために，ブラッシング圧を加減する．毛先を歯面と直角に当てて押し込もうとすると痛みを感じる場合が多いので，毛先を歯の切縁方向に傾け，2列植毛の1列だけを歯間部に挿入し，あとの1列は歯面を滑らせるようにする．100〜150g重の力で10〜15秒間ブラッシングするという値は普通の硬さの歯ブラシを使った時のデータで，軟毛の歯ブラシにはあてはまらない．また，軟毛の歯ブラシで歯肉出血が治るかどうかもわからない．多分，機械的刺激が弱すぎて細胞増殖による宿主の強化にはつながらないと思う．ブラッシング時の痛みは初回に感じるだけで，2回目からはほとんどの人は感じなくなる．ブラッシング時の痛みを訴える人は若い女性に多い．20歳の女性で25％がブラッシング時の痛みを訴えていた．年を重ねるごとにブラッシング時の痛みを訴える人は減る．

　出血部位は1歯単位で頬（唇）側，舌（口蓋）側ごとに記入しておく．潰瘍の部位を知るためである．ブラッシング時の出血は，プロービング時の出血の6点観測よりも刺激される部位が多く感度が良好なので，評価しやすい．出血量は上顎の術者ブラッシングで歯ブラシ全体が血に染まってしまうのを上-3，歯ブラシの毛先に少しでも血がついたら上-1，その中間を上-2とする．下顎の場合は下-3，下-1，下-2とする．このように記録しておくと，初診時の術者ブラッシング後にはこの値が急激に減少するのが確認できる．

　また，つまようじ法術者ブラッシングは患者さんに対する技術指導を目的としていない．だから，手鏡を患者さんに持たせなくてもいい．術者ブラッシングは患者さんに技術を教えるのではなく，術者の技術で歯周病を治すのが目的の治療法である．もちろんモチベーションとしても，つまようじ法術者ブラッシングは有効である．患者さんの行動変容を期待する時，ゴールを示すのは効果的であると思う．つまようじ法の気持ちよさや有効性（特に歯肉出血）を患者さんに知ってもらい，この感覚がブラッシングのゴールであることを示す．その記憶をもとに，家庭で患者さん自身に再現してもらうのである．

　歯肉細胞の増殖は歯ブラシの毛先が当たっているところに限られているから，歯周ポケットの深さを確認しながら歯ブラシの毛先を当てる．歯周ポケット上皮の潰瘍をできるだけ早く修復させるためである．プロービングの値が

6 mm の部位と 2 mm の部位とでは毛先の当て方，方向は当然異なる．歯周ポケットが 7 mm の部位では，歯肉頂から 2〜5 mm までの遊離歯肉を「チョン，チョン」と歯ブラシの毛先でつつくようにして刺激を与え，歯肉細胞の増殖を促し歯肉出血を抑える．潰瘍が起こるのは歯周ポケット底から 1〜2 mm 位歯冠側に寄ったところから，歯肉縁より 1〜2 mm 歯根側の範囲内である．プロービングの値が 2 mm の部位では原法つまようじ法やバス法，スクラッビング法などのブラッシング法でも十分細胞増殖を促すことができる．

歯肉膿瘍がある部位では，歯ブラシの毛先で痛くない程度に膿瘍部に刺激を与えると歯周ポケットから排膿することがある．このようなケースでは切開の必要はない．ブラッシング時の痛みは初回だけで，2回目のブラッシング時はほとんど訴えない．炎症の改善は，5徴候のうち疼痛が一番早く消失する．

初診日の最後に歯磨剤をつけて，もう一度つまようじ法の術者ブラッシングを行う．歯磨剤を使うのは，フッ素によるう蝕予防と爽快感を味わって帰宅してもらうためである．まず，「歯磨剤をすべての歯につけ，その後順番を決めてブラッシングします」と患者さんに伝えて実施する．歯磨剤にはフッ化物が入っているので，すべての歯にフッ化物を行きわたらせるとともに界面活性剤の作用（石鹸の役目）を有効にするためである．順番を決めて行うことにより，歯ブラシの毛先が届かない部位，すなわち磨き忘れの部位をなくすことができる．歯磨剤を歯ブラシの4毛束（5〜6 mm）ぐらい出し，患者さんの歯にまんべんなく塗りながら，「全部の歯に歯磨き剤をつけます」と説明する．次いで，右下臼歯の舌側から磨き始め，「今回は右下の歯の内側から磨き始め，下の内側を左側に進んでいきます．その時，歯ブラシの毛先がちょうど爪楊枝のように歯と歯の間に入り込むようにします．難しかったら歯ブラシの毛先で，歯ぐきをチョン，チョンつついて下さい．左の内側まできたら奥の方を刺激して，左の外側に移ります．外側を順番に右側までできたら，最後に咬み合わせを磨いて上の歯に移ります」と実際の場面の説明をする．耳から入る情報と歯肉で感じる感覚を一致させ，理解を深めてもらう．多くの患者さんは頷きながらブラッシングを受けている．下顎のブラッシングが終わったら，「上の歯も同じように順番を決めてやります」と説明をしながら術者ブラッシングをする．歯磨剤をつけた2回目の術者ブラッシングの後で，患者さんから質問が出

たら大成功である．術者側がしゃべっただけでは，術者側の自己満足だけで相手には何も伝わらない．「話上手は聞き上手」といわれるように，患者さんにしゃべってもらい，聞き上手になり，自分たちの仕事の成果を上げることを考える．これが動機づけのもう1つのポイントである．

　最近は，初診日に使用した歯ブラシを患者さんにわたし，次回からその歯ブラシを持ってきてもらう歯科医院が多い．2回目以降の来院時に歯ブラシを忘れた患者さんには新しいものを購入してもらう．歯ブラシを診療室で保管するところもあるが，家でブラッシングする時他の歯ブラシを使うと歯間部に入りにくく，つまようじ法術者ブラッシングの再現ができず，動機づけが難しい．患者さんの動機づけは，初対面の時にインパクトを与えるのが最も有効である．つまようじ法術者ブラッシングは従来の歯周治療とは異なった理論と技術なので，他院との差別化に有効である．そして，つまようじ法術者ブラッシングの有効性を患者さんに知ってもらうことが，今後の診療を進めるうえでも重要となる．そのため，初診時のつまようじ法術者ブラッシングはベテランの術者がするのがよい．若い患者さんの場合，初診のブラッシング時に痛みを訴えることがある．ブラッシング時の痛みはほとんどのケースで2回目のブラッシングから消失するが，歯ブラシに加える力を弱めたり，毛先の角度を歯の先端に傾けることで痛みを減らすことができる．軟らかめの歯ブラシを使ってどれほど歯肉組織の反応が得られるかわかっていないので，軟毛歯ブラシを勧める根拠はない．また，初診日の歯石除去はできるだけしないことを勧める．歯石除去は従来の歯周治療の基本的な処置であり，世界中の歯科医師がしなければならないと信じている．この「信心」は宿主強化療法の威力を理解してもらうための妨げになる．他医院との差別化のため，つまようじ法術者ブラッシング（宿主強化療法）のみで歯肉出血が減ったことを患者さんに理解してもらい，印象づけるのである．次回の来院日は，ブラッシング時の出血が多かった患者さんは3～4日後にする．1週間に2回の割合で術者ブラッシングをすれば，ブラッシング時の出血は2週間くらいで止まる（図23）．

　つまようじ法術者ブラッシングは，歯周検査の結果をみながら実施する．遊離歯肉の潰瘍を治すことを第一にしているので，歯周ポケットの深さが2mmの部位と6mmの部位では毛先を当てる場所が違ってくる．6mmの歯周ポ

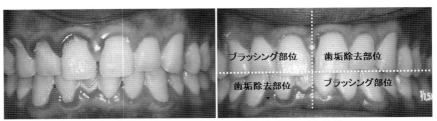

実験開始時　　　　　　　　　　　14 日後

図 23 つまようじ法ブラッシングとスケーラーによる歯垢除去の比較

歯科医師が毎日つまようじ法ブラッシングとスケーラーによる歯垢除去を実施した 2 週間後の口腔内写真．歯垢除去部位は 2 週間してもまだ発赤や腫脹が残っているが，つまようじ法ブラッシング部位ではほぼ消失している

ケットでは歯肉辺縁から 2～5 mm までの外縁上皮に刺激を与え，歯肉内縁上皮の増殖を促す．歯肉細胞の増殖促進は歯ブラシの毛先が当たっているところに限定されるので，歯肉辺縁から 2～3 mm のところに刺激が加わると，6 mm の歯周ポケットの歯冠側 1/3 だけが治癒し，歯根側 2/3 の病巣はそのままになっている．病巣が化膿している場合，歯冠側 1/3 の治癒によって歯肉がひきしまって排膿路が断たれ，歯肉膿瘍を作ることがあるので注意が必要である．この歯肉膿瘍は初診患者にみられ，再発することは少ない．

(2) 来院 2 回目

　つまようじ法術者ブラッシングと必要に応じて歯石除去を行い，最後に歯磨剤をつけた仕上げのつまようじ法術者ブラッシングを行う．

　まず，初診日からの口腔内の変化を聞く．ほとんどの人が「よくなった」「血が止まった」等といってくれる．初診時の術者ブラッシングのみで効果が出たのである．「あまり変わらない」という患者さんもいるが，「出血はどうですか？」と聞くと，「それは止まった」とか「少なくなった」と答えてくれる．つまようじ法術者ブラッシングの威力を患者さん自らの口から表現してもらえば，宿主強化療法の素晴らしさを認識させることができる．歯肉出血が改善するのが，つまようじ法の特徴である．

　通常の歯科保健指導でブラッシングの仕方を教えたり，歯垢付着部位を示しても動機づけに成功した例は少ない．動機づけとは，その人の行動変容を起こ

させるもので，患者さんが単語を知っているだけでは不十分である．行動変容を起こすまでには，まず第一にその言葉を知っている，次いで表現できる，第三が実践する，最後にその効果を実感することの4つのステップが必要である．来院2回目には，「知っている」「表現できる」の2つのステップまでは進んでおきたい．また，ゴールを示すことも動機づけには大切である．つまようじ法術者ブラッシングによって歯肉出血が治っていくことを実感してもらい，ブラッシング時の出血がゼロ，口の中が爽快，不安がなくなることがつまようじ法による歯周治療のゴールである．

次につまようじ法術者ブラッシングを行い，ブラッシング時の出血部位と出血量を記録し，初診日のものと比較する．改善していたら，その旨を患者さんに知らせ，つまようじ法の有効性を再認識してもらう．どの部分の出血がなくなったか，出血量が減ったかを知らせ，直近2～3日間のブラッシングをほめる必要がある．

——山本五十六（元帥海軍大将）は，「やってみせ，いって聞かせて，させてみせ，褒めてやらねば，人は動かじ」といっている．褒めることが人を動かすコツである．

技術的なブラッシング指導はしていないが，初診日のつまようじ法術者ブラッシングによって行動変容が起こったことをお互いが確認したい．患者さんがつまようじ法術者ブラッシングの威力を認識した段階で，歯石除去をするのもよいが，あまり早期にする必要はない．つまようじ法術者ブラッシングを始めて2週間くらいすると歯肉出血はなくなり，歯肉もひきしまって歯肉縁下歯石がみえてくることがある．その段階で歯石除去をすれば，知覚過敏が起こることもなく，きれいに除去できる．歯肉縁下歯石が露出しても審美的な問題以外に歯石除去は特別必要ない．スケーリング時の苦痛や知覚過敏は，スケーリング・ルートプレーニングの弊害といえる．患者さんが「歯医者に行って掃除してもらうのはいいが，ガリガリやられたり，ジージーされるのはかなわない．あれさえなければ歯医者に行ってもいいのだけれど……」という言葉には耳を傾ける必要がある．

また，歯肉縁下歯石が歯周病の原因ならば，原因（歯肉縁下歯石）が取り除けていないのに炎症が治るはずはない．歯肉の炎症が治まって歯肉縁下歯石が

みえてきたのは，歯肉縁下歯石は歯周病の原因ではないという証拠になる．歯肉縁下歯石は歯周ポケット内の出血しているところにできたものだから，炎症の産物であり，歯石除去によって細菌叢を撹乱し，嫌気的な環境を一時的に変えることで細菌の栄養の連鎖が崩れるので，急性症状は改善するが，再発する可能性は非常に高い．現在，日本の医療保険では歯石除去をしなければ保険点数が請求できないので，患者さん全員に歯石除去をしている．歯石がついていない人にも，また付着していない場所でも歯石除去を行っている．歯周病患者に毎回超音波スケーラーで歯石除去をしている歯科衛生士もいるが，宿主強化論からすれば効率の悪い治療法と思える．

歯石除去よりも大切なことは，歯垢の除去である．歯肉縁下歯垢は歯根面に付着してバイオフィルムを形成しているが，除去することは不可能に近い．バイオフィルムとは何十種類かの細菌の塊で，台所の排水溝のぬめりや川底の石の裏側についている苔のようなものをいう．歯石除去をすれば歯石の表面についている歯垢は歯石とともに取り除かれるから，ある程度の効果は期待できるが，歯石がついていない部位での歯肉縁下の歯垢除去，すなわちバイオフィルムの完全な除去は不可能である．歯肉縁下歯垢の除去は，キュレットタイプのスケーラーを用いて刃部の先端を歯根面に沿って挿入し，歯周ポケット底に達したら刃部の先端を歯根面から離すことなく引き出す．除去された歯垢を観察してみるとよい．化膿している部位からは膿汁に似たものがついてくるが，治癒するにつれて固めに練ったユージノールセメントのような灰白色の歯肉縁下歯垢がついてくる．この段階ではまだ歯周ポケットから出血があり，再発することがある．治癒すると歯周ポケットからの出血もなくなり，歯肉縁下歯垢はつかなくなる．歯肉縁下歯垢が除去された後，歯肉出血が治ったのではなく，歯肉からの出血が治ったので歯肉縁下歯垢の組成が変わったのである．

(3) 来院3回目

基本的には来院2回目と同じことを繰り返す．宿主強化療法によって，歯肉細胞の増殖を促す．つまようじ法は技術的には難しいので，術者ブラッシングをして術者が病気を治すのである．つまようじ法術者ブラッシングでの出血部位と上下顎の出血量を記録し，来院2回目と比較する．そして，術者自身の技術評価を行う．歯肉出血に改善が認められなかったら，術者の技能を反省す

る．歯肉出血を治すには歯肉細胞の増殖を促す必要があるが，歯肉細胞は歯ブラシの毛先が当たっているところしか増殖しない．つまようじ法術者ブラッシングをしても，毛先が当たっていなければ細胞は増殖せず，潰瘍のままである．したがって，ブラッシング時の出血を止めるには相当な知識とテクニックが要求される．

歯肉上皮細胞の新陳代謝は他の細胞に比べて非常に速い．上皮細胞が新しいものに入れ替わるのは肌で28日くらい，歯肉では6～7日や10～12日という説があるので，他の部位に比べて早く治癒すると思われる．潰瘍部分の大きさにも関係するが，つまようじ法術者ブラッシングの臨床経験からすると，1週間に2回を2週間行うとほとんどの症例で歯肉出血はなくなる．

(4) 来院4回目

来院2回目と同じことを繰り返す．つまようじ法術者ブラッシングで歯肉出血が認められない患者さんの場合，次回に歯周組織検査を行い，メインテナンスに移行する．また，歯肉出血のある部位は潰瘍ができている証拠なので，潰瘍の治療に取り組む．つまようじ法術者ブラッシングに加えて，歯周ポケットの洗浄も効果的である．洗浄液は歯周ポケットに嫌気性菌が多いため，私は過酸化水素水を使っている．歯周ポケット内に洗浄液を十分行きわたらせるには，根管洗浄用のシリンジを使うと便利である．根管洗浄用シリンジの先端を歯周ポケット底に入れ，過酸化水素水を注入する．血液中のカタラーゼの作用により酸素が発生し，活性酸素と好気的な環境になることで偏性嫌気性菌の殺菌が期待できる．また，発泡作用は歯周ポケット内の異物除去も期待できる．

つまようじ法術者ブラッシングを実施しても，なかなか治らない部位も出てくる．骨縁下ポケットと根分岐部病変である．歯肉細胞の増殖が最もよくみられるのは，機械的刺激が歯肉外縁上皮から加わり，歯根面でその力の反作用を受ける歯肉内縁上皮においてである．一方，骨縁下ポケットではブラッシングの機械的刺激は歯槽骨で遮られ，歯周ポケット内縁上皮にまで届かないので，細胞増殖が期待できない．また，根分岐部病変では反作用を受けることがなく，細胞増殖を望めない．このような部位では従来の歯垢，歯石除去に頼らざるを得ない．

さらに，排膿が止まらない部位については，前述した過酸化水素水で歯周ポ

ケット洗浄を行う．電動歯ブラシ（音波振動歯ブラシ）を使ってその部位を刺激するのもよい．音波振動歯ブラシは手動歯ブラシの1/4の時間で同じくらいの細胞増殖がみられる．排膿している部位は，上皮が欠損し（潰瘍），結合織が露出しているところである．露出部には好中球が何層にもなって細菌の侵入を防いでいる．死んでいった好中球は結合織の中で膿胞という袋の中に押し込まれ，袋が破れると歯周ポケットから膿として出てくる．

(5) メインテナンス期

　ブラッシング時の出血がなくなったら，メインテナンス期に入る．歯周ポケットの潰瘍がなくなったと考えられるからである．メインテナンス期の来院間隔は個人差があるが，初めは2週間に1回くらいにする．2週間後，つまようじ法術者ブラッシングの時に歯肉出血がみられなかったら，4週間に延ばす．ブラッシング時の出血がなければ，さらに2カ月に1回，3カ月に1回と延ばしていく．つまようじ法術者ブラッシングは技術的に難しいので，患者さんから月に1回の受診を希望されることが多い．プロゴルファーがティーチングプロに定期的にチェックしてもらうのに似ている．プロにチェックしてもらうことによって安心感が得られるのだと思う．メインテナンス期にブラッシングによる出血があったら，宿主強化療法を最初から始める．だいたい1週間に1回の術者ブラッシングで改善する．出血が治ったら再びメインテナンス期に入る．

3) なかなか治らない時

　つまようじ法術者ブラッシングでなかなか治らない時もある．モチベーションに失敗したり，難しい技術に追いついていけない場合もあるだろう．そんな症例には，音波振動歯ブラシ（図24）を使ってみるのもよい．今までとは違った視点でアプローチし，再度モチベーションに挑戦するのである．音波振動歯ブラシは歯肉に毛先を軽く当てておくだけで，振動刺激が与えられる．フェザータッチで5秒間刺激を与えると手動歯ブラシで200g重，20秒間刺激を当てた時と同じくらいの細胞増殖がみられる．ブラッシング時間は1/4ですむ．歯肉にまんべんなく毛先を当てるだけで効果が出る．そのため，インプラント周囲粘膜炎には予想以上の効果が得られる．

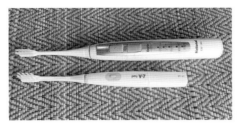

図24 歯肉マッサージ用音波振動歯ブラシ．上：ドルツ歯間クリアブラシ（パナソニック），下：音波振動歯ブラシ V-7（PMJ）．植毛を疎にし，歯間部歯肉のマッサージができるように工夫されている．インプラント周囲炎，周囲粘膜炎にも効果的である

4）出血性素因の患者

「悪い血は出した方がいいのですか？」という患者さんの質問に「悪い血は出しましょう」と歯科衛生士学校の学生が答えている．歯肉から出血するということは，歯肉に傷ができている証拠である．傷を治すのが歯科医師・歯科衛生士の仕事で，血を出すのは仕事ではない．血が出るのは悪い状態である．瀉血法(けつほう)が行われていた時代は悪い血を出すという考え方があったが，今は積極的に血を出す治療法はない．

最初，つまようじ法術者ブラッシングをすると，ほとんどの大人は出血する．したがって，出血性素因がある患者さんにつまようじ法ブラッシングを行ってもいいのか心配になる．ブラッシング時の出血については，紫斑病の患者さん以外はそんなに心配しなくてもよいと思う．歯肉出血は毛細血管の拡張によって起こるので，一時的に大量の出血があると毛細血管は即座に収縮して止血する．この毛細血管の収縮機序が正常に働いていれば心配はない．抗凝固剤を服用されている患者さんも止血までにちょっと時間がかかるが，心配することはなかった．白血病の患者さんも止血した．

5）習得するために

つまようじ法術者ブラッシングの技術向上のために，NPO法人「お口の健康ネットワーク」（つまようじ法の普及によって一生自分の歯で食べられる社会を目指すNPO）では訪問実習を行っている．歯科医師・歯科衛生士が歯科診療所を訪問し，現場に合った治療形態や技術指導をしている．技術の習得には歯科衛生士の訪問実習をお勧めする．実際の診療にどのように宿主強化療法としてのつまようじ法を取り入れ，健康増進の歯科医療に基づいた歯科診療を

具体的にどうやって行うか等については，歯科医師の訪問実習をお勧めする．
　訪問実習での代表的な反応は，「指導をする先生によってやり方が違う……」である．「こんなに強くするのですか？」と質問をする人は DVD で勉強した人に多い．お口の健康ネットワークのセミナーを受けると「この前は痛く感じるぐらい強かったけれど，今日は気持ちがよかった」ということもあった．ブラッシング圧が強すぎたり，弱すぎたりしたからである．150 g 重は消しゴムで文字を消すくらいの強さであるが，台秤を使って 150 g 重を再現してもらえば理解してもらえると思う．
　「A 先生は下顎の前歯部舌側は歯ブラシのかかとを使いなさいといった」「B 先生は臼歯部は 90°の角度で歯間に入れなさいと書いている」「つまようじ法の説明書には 30°の角度で挿入しなさいと書いてある」など様々な反応があった．また，「今までと違ったつまようじ法なので迷ってしまい，自信がなくなってしまった」「どれが本当のつまようじ法ですか？」という指摘もあった．これは，指導している人がつまようじ法の良さを体験し，自分なりに工夫し技術を開発した結果を指導したからであろう．その人独自のつまようじ法である．高度な技術に関しては普遍的なものはなく，それぞれが独自に開発すればよいと考えている．患者さん一人ひとりの口の状態は違うし，歯並びも異なる．個々の症例に「ここはああしなさい，そこはそうしなさい」と教えきれないし，覚えきれない．歯科医師・歯科衛生士，一人ひとりが独自のつまようじ法を開発して欲しいと思う．ペン・グリップだろうが，パーム・グリップだろうがなんでもよいが，つまようじ法の理論（宿主強化療法）だけはしっかり把握してほしいと思う．
　自分で技術を開発，向上させるには前述の PDCA（p.10）が成功率を高める．つまようじ法ブラッシングの技術向上の指標にする（Check）のは，ブラッシング時の出血や受診者の爽快感，動揺の改善，口臭の改善である．ブラッシング時の出血についていえば，初診の患者さんで 1 週間に 2 回を 2 週間，計 4 回の術者ブラッシングをすれば，ほとんどの出血を止めることができる．この基準に到達しない場合は，自分の技術をより一層向上させる必要がある．どうしたら向上させることができるのか？　つまようじ法の原理（宿主強化療法）を理解し，下記の事項を念頭において歯ブラシの毛先を動かすことである．

① 歯ブラシの毛は普通の硬さ（デュポン製 8 ミリ），毛の長さ 10.5～11 mm
② 歯ブラシの圧力は 100～150 g 重
③ ブラッシング時間は 1 カ所あたり 10～15 秒
④ 歯ブラシの毛先が当たっているところしか細胞増殖はしない
⑤ 歯肉炎の予防には 2～3 日に 1 回のブラッシングで十分，治療効果は 1 日 1 回よりも 2 回の方が早く治る
⑥ 音波振動歯ブラシを使う場合はフェザータッチで 1 カ所 5 秒くらいでよい

6）周術期

　歯周病の臨床症状は，歯肉の発赤，腫脹，出血，深い歯周ポケット，歯の動揺，排膿，口臭などである．したがって，歯周治療の目標はこれらの臨床症状を軽減し，最終的には歯の寿命を延ばし，健康寿命を延ばすことである．

　——あるリハビリセンターの整形外科の先生から聞いた話だが，腰の背骨の中が詰まって手術をしなければならない 80 歳の女性がいた．歯肉から膿が出ていて，このまま手術をすると傷の治りも悪いし感染の心配があるので，歯の治療をセンター内の歯科医師にお願いした．すると，歯科医師から「抜歯する」といわれた．たかが腰の手術のために歯を抜くのはもったいないと整形外科医は考え，私に相談があった．私が歯ブラシの毛先で歯肉をチョンチョンつつくことを勧めると整形外科医は 1 日 2 回，患者さんの歯肉を歯ブラシでチョンチョンつついたのである．すると，80 歳のおばあさんに泣かれてしまった．「先生に歯を磨いてもらうなんてもったいなくって……」ということだった．

　1 週間，整形外科の先生が歯肉をつついていると膿は出なくなり，赤い歯肉がピンク色に，歯の動きが止まってきたという．その後腰の手術をしたが，1 カ月半経過した時点で経過は良好ということだった．

　最近，周術期の口腔管理がいわれているが，口腔内細菌を飲み込むことを防止するのが目的か，気管に入ってしまうことを防止するのが目的か，よくわからない．一般にウイルスも細菌もそれぞれ独自の生息環境があり，病原体や宿主によって感染する部位は限られている．ノロウイルスは口の中を通過する

が，口腔内で定着・感染することはなく，インフルエンザウイルスが腸で感染することもない．歯周病原菌といわれている *P. gingivalis* が大動脈で感染したり，肺で感染するとしたら，例外中の例外であろう．まず，*P. gingivalis* 菌が肺や大動脈に定着する機構を解明し，そこで増殖することを証明しなければならない．また，発症機構の解明も必要だろう．

　ネズミの歯肉溝に菌体内毒素を塗布すると血液中の活性酸素が増加し，非アルコール性脂肪肝炎が起こることが分かっている．それに加えて，肺胞壁の肥厚や線維化，炎症性細胞浸潤がみられ，糸球体膜の損傷，唾液腺細胞の変性もみられる．これらが慢性変性疾患に関与している可能性は大きい．

　そう考えると周術期の口腔管理は，手術時の細菌感染に対する抵抗力をつけることが目的ならば，歯周ポケット内の潰瘍を治すことが優先されるべきだ．歯周病による出血は１週間に２回を２週間，つまようじ法術者ブラッシングをすればほとんどのケースで治る．歯肉出血がなくなるとは，歯周ポケットの潰瘍が治癒した証拠である．そうなれば潰瘍が原因のサイトカインや活性酸素の産生が抑えられ，他臓器への炎症が波及する危険性が下がると思われる（p.38，図10）．したがって，周術期の口腔管理として宿主強化療法に基づくつまようじ法の術者ブラッシングは有効である．

7）歯肉の退縮

　「つまようじ法を行うと歯肉が退縮するからよくない」といわれたことがある．確かに歯肉が退縮するのはよくない．しかし，炎症が治まり歯肉の腫れがひくのは収縮で，退縮とは区別している．つまようじ法を開始して１カ月以内に歯肉の腫れがひくことが多く，その後歯肉が退縮することはない．歯肉基底細胞や歯肉線維芽細胞はつまようじ法によって増殖するので，歯の動揺は治まり歯肉出血はなくなり歯周病の再発も減り，口臭も改善される．しかし，あまり強い力でブラッシングをすると細胞はかえって減少する．歯ブラシ１本あたり，200ｇ重以上でブラッシングをすれば細胞分裂は逆に減少する．そのような時は歯肉の退縮が起こるので，注意が必要だろう．

　歯根が露出すると根面う蝕ができるといわれているが，つまようじ法で根面う蝕が増加することはまずあり得ない．むしろ予防できる．一般的に根面う蝕は隣接面歯頸部にできることが多いが，つまようじ法は隣接面の清掃ができる

ので根面う蝕の予防になる．また，フッ化物配合歯磨剤も確実に歯根面に行きわたらせることができる．

8) インプラント周囲粘膜炎

　インプラント周囲粘膜炎に音波振動歯ブラシを使うと非常に効果的である．インプラント周囲粘膜炎の場所から歯周病原菌がみつかり，細菌叢の構成もよく似ている．歯周病原菌は口腔内常在菌で，血液がないと活発に増殖できないので，健康な口腔内ではなりを潜めている．適当な湿度や温度で嫌気的な条件が生まれ，血液があれば絶好の繁殖部位になる．インプラント周囲も歯周ポケットと同じような環境になれば，同じような細菌構成になるのはうなずける．そして，歯周病と同じような症状が起こるのである．

　人工の補綴物（インプラント）を体内に埋め込み，それが表皮を突き抜けて体外に出ている状態は異常である．インプラント周囲は人工歯肉溝である．生体は本来，外胚葉性のもの同士は非常に親和性が良いので，インプラント体の選択も上皮と親和性がある材料を選ぶことが肝心である．生体の歯肉溝は外胚葉由来の上皮とエナメル質でできていて，親和性はきわめてよい．しかし，発生過程で一度別れた硬組織と軟組織で，萌出後の接点は感染に対して弱い．その弱点を補うように接合上皮の分裂能はきわめて高い．インプラント周囲組織には分裂能が高い組織は存在しないので，つまようじ法によって細胞分裂能を高める必要があると思う．インプラント周囲粘膜炎を治すにも宿主の強化が有効である．実際，インプラント周囲粘膜炎につまようじ法による宿主強化療法は有効だが，普通の歯肉形態と違うので音波振動歯ブラシをお勧めする．歯ブラシのヘッドが大きいと使い勝手が悪い．

　音波振動歯ブラシのほとんどは歯垢除去が目的で，毛先が硬いほど，パワーが強いほどよく取れる．どんなに毛先を硬く，パワーを強くしてもエナメル質が削られることはない．しかし，歯肉にあたると刺激が強すぎて歯肉退縮を起こすので歯垢除去を目的とした音波振動歯ブラシで歯肉をマッサージする時は特別な注意が必要である．現在の音波振動歯ブラシは，歯肉をマッサージするには強すぎるものがほとんどである．私は音波振動歯ブラシ V-7 と，ドルツ音波振動歯ブラシの歯間クリアブラシ（p.69）を使うことをお勧めしている．ドルツの音波振動歯ブラシの振動は「弱」で使用されるとよいと思う．また，歯

肉細胞増殖を目的とするならば，回転式のものよりも振動式の方が適している．

4. Q & A

？質問1 つまようじ法で歯周病が治癒するのはなぜですか？

➲回答1 つまようじ法による歯周病の治癒の機序は，歯ブラシの機械的刺激による歯肉細胞（上皮基底細胞，血管内皮細胞，歯肉線維芽細胞）の分裂促進によるものです．また，歯肉出血は外出血，歯周ポケット上皮が破れている（潰瘍）状態です．潰瘍を治し，出血を止めるには血管内皮細胞や上皮基底細胞の増殖を促す必要があります．つまようじ法によって潰瘍を治します．また，線維芽細胞の増殖が炎症を治め，コラーゲンが産生され，組織が修復されます．

？質問2 糖尿病や高血圧の治療中（投薬を含めて）の患者さんで，歯肉腫脹や出血がある場合，つまようじ法を行うと感染の可能性はありますか？

➲回答2 歯周ポケットに潰瘍があると，ブラッシングによって菌血症が起こることは報告されています．したがって，つまようじ法の場合も菌血症は起こりますが，血液中の防御機構が働いているので，敗血症が起こるようなことはほとんどありません．糖尿病の場合は感染しやすいのですが，ブラッシングの影響によって感染が起こったという報告はありません．それより，歯周ポケットに潰瘍を残しておくことに問題がありますので，つまようじ法で歯肉出血を止めることが先決です．

？質問3 つまようじ法を行ってから，Perico（智歯周囲炎）で来院した患者さんがいたのですが，因果関係を知りたいです．

➲回答3 つまようじ法が原因で智歯周囲炎が起こった可能性は否定できません．しかし，非常に稀なケースで一般的には因果関係はないと考えます．逆に智歯周囲炎を予防，治療するためにはつまようじ法で歯肉に機械的刺激を与え，歯肉を強くしていくことが必要です．

?質問4 つまようじ法を行った後に，SP（消毒）を行う必要はありますか（感染の可能性）？

⊃回答4 つまようじ法とSPは作用機序が違うので，併用してもよいと思います．しかし，洗浄に効果はないという論文[17]もあります．私は歯肉出血がなかなか治らず，出血が多量の部位は過酸化水素水で洗浄しています．

?質問5 つまようじ法を自分で行って，歯肉を傷つける患者さんにどこまで指導を行えばいいのか迷います．

⊃回答5 時々，そのような患者さんがいました．ブラッシング圧が強すぎたため傷ついたのです．つまようじ法のブラッシンク圧は100〜150g重を推奨しています．台秤を使って，100〜150g重を体験して下さい．

?質問6 つまようじ法を行っても，なかなか歯肉出血が改善されない患者さんがいますが（SRPも行っている），対処法はありますか（技術も含めて）？

⊃回答6 つまようじ法は，根分岐部病変や骨縁下ポケットには効果があまりありません．しかし，そのような症例は稀で従来の原因除去療法に頼るしかありませんが，ほとんどのケースでつまようじ法は効果があります．つまようじ法の宿主を強化するという目的と，治癒の機序（歯ブラシの毛先が当たっているところしか歯肉は強くならない）を思い出し，歯ブラシの毛先を歯肉出血する部位の外縁上皮に当て実行して下さい．また，ブラッシングテクニックを患者さんに教えて，患者さんにやらせるのではなく，歯科衛生士の技術で歯周病を治すことを実践して下さい．歯肉出血が改善しないのは，歯科衛生士側の問題です．歯科衛生士が理論を理解してつまようじ法を実践しているか，患者さん任せにしていないか，もう一度考えてみて下さい．

?質問7 妊産婦健診で来られる方にもつまようじ法を行っていますが，出血が多く迷うことがあります．対処法について教えて下さい．

⊃回答7 岡山大学予防歯科のデータですが，歯肉からの出血が治らなかった妊婦から生まれた赤ちゃんの体重は，治った妊婦から生まれた赤ちゃんと比べ

て210g軽いという結果が出ています．また，タバコを吸っていた妊婦から生まれた赤ちゃんの体重は吸っていない妊婦から生まれた赤ちゃんと比べて130g軽いという新聞報道もあります．つまり，お母さんの喫煙よりも歯肉出血の方が新生児の体重に悪影響があるといえます．ですから，妊婦の歯肉出血は何としても治さなければなりません．歯肉出血は，1週間に2回を2週間，計4回，つまようじ法の術者ブラッシングをすればほとんどのケースで治ります．それでも治らない場合は，もう一度つまようじ法の理論と技術を復習して下さい（p.71）．つまようじ法は歯肉出血を止める最もよい方法です．

> **？質問8** むし歯等の治療が終了しても，つまようじ法により多少出血する場合（通常の歯ブラシでは出血しない）は1カ月のメインテナンスとしていますが，よい方法はありますか？ また，3カ月メインテナンス（治療終了時，出血は改善）で来院し，つまようじ法を行うと再度出血する時の対処方法を知りたいです．

⊃回答8 通常の歯ブラシを使用すると，歯間部歯肉にまでは毛先が到達しにくいので，出血しないことがあります．V-7歯ブラシ〔(株)PMJ〕やシー・ラブ2×6〔(株)シー・ラブ〕によるつまようじ法は歯間部歯肉にまで毛先が届き，出血することがありますが，歯間部歯肉の治癒を促しています．術者ブラッシングで出血するのはまだ潰瘍が治癒していない証拠ですから，メインテナンスに移行できません．また，つまようじ法は患者さんにやらせるのではなく，術者ブラッシングで出血を止めるのです．ブラッシング時の出血が止まるまで術者の責任と考えて下さい．

出血がなくなったらメインテナンス期に移行し，来院間隔を空けていいと思います．再来院した時出血があったら，術者の責任で来院間隔を短くして治癒を促します．

> **？質問9** どうしても，つまようじ法をやっていくうちに歯ブラシの毛先が開いてきて，へたりが早く感じます．歯ブラシは何本かを1回ごとに変えた方がよいのでしょうか？

⊃回答9 歯ブラシの植毛されている方向に力をかけて毛先を歯間部に挿入

後，そのまま引き抜いて下さい（**図4**）．植毛と違う方向に力をかけると毛が曲がってしまいます．挿入する角度の問題です．また，刷毛が濡れているとコシが弱くなり，曲がりやすくなります．乾燥状態で使えば長持ちすると思いますので，1日2回磨くなら2本を使い分ければよいと思います．目安としては，つまようじ法で歯ブラシの寿命は長くて1カ月です．

❓質問10 欠損歯がある場合の歯ブラシの使い方を教えて下さい．

➲回答10 孤立歯も含めて辺縁歯肉に毛先を当てることが重要です．毛先の刺激で歯肉細胞が増殖し，歯肉の抵抗力を高めます．最後臼歯の遠心側に毛先を当てる要領で歯列に対して歯ブラシの柄を直角にして，刺激を与えて下さい．

❓質問11 インプラント周囲炎に対する音波振動歯ブラシの使い方を教えて下さい．

➲回答11 音波振動歯ブラシの毛先をインプラント周囲粘膜全体にフェザータッチで5秒間ぐらい当てて下さい．非常に効果的です．毛先が当たっているところしか細胞増殖は起こりませんので，インプラント体全周に毛先を当てる必要があります．

❓質問12 つまようじ法を続けていると冠（クラウン）を入れている箇所が歯肉退縮する心配はないでしょうか？

➲回答12 冠を入れているところは炎症が起こりやすく，歯肉が腫れていることがあります．そのようなところではつまようじ法を始めて1カ月以内に歯肉が退縮したようになりますが，これは歯肉の腫れがひいたもので収縮と呼び，細胞数が減少する退縮とは区別しています．ただし，ブラッシング圧250g重，20秒以上のブラッシングでは歯肉細胞はかえって減少し，退縮する可能性があります．注意して下さい．

? 質問 13　つまようじ法はどの年代，どういう歯肉の状態の人に一番効果がありますか？

➲ 回答 13　つまようじ法は歯肉強化を目的としているので，歯肉疾患（歯周炎，インプラント周囲粘膜炎，智歯周囲炎）などに効果的です．対象年代としては一般的には 30 歳以降の方です．

? 質問 14　つまようじ法を続けていくと，不良肉芽は潰瘍が改善されるとともに排出されるのでしょうか？

➲ 回答 14　不良肉芽の定義がよくわからないのですが，歯周ポケット掻爬（盲嚢掻爬）をした時キュレットについてくる肉芽組織のことをいっています．つまようじ法では，上皮基底細胞とともに線維芽細胞も増殖します．したがって，潰瘍の修復と同時に結合組織の修復も行われています．感染した肉芽は吸収されると考えています．

? 質問 15　つまようじ法の後，普通の歯磨きもするのですか？

➲ 回答 15　つまようじ法をすれば他の歯磨きをする必要はありません．フロス（糸ようじ）も歯間ブラシも必要ありません（p.100）．つまようじ法はバス法よりも歯垢除去効果が大きいことが示されています（表 9）．特に歯間部の歯垢はバス法とフロスを併用するよりも時間が短く，効果的です（表 10）[18]．

表 10　つまようじ法とバス法のブラッシング時間の比較 [18]
歯科医師が口腔内の 1/2 を刷掃するのに要した時間．つまようじ法はバス法単独よりも時間かかかるが，バス法とフロッシングの併用法と比較すると 7 割の時間ですむ

刷掃方法	ブラッシング時間（秒）
つまようじ法	138.9 ± 42.3
バス法とフロッシング	204.6 ± 47.7
バス法のみ	129.9 ± 35.1
フロッシングのみ	74.7 ± 33.6

? 質問 16 つまようじ法でブラッシングをするとすごく痛みを感じられる患者さんがときどきおられ，年齢・性別は関係ないようです．普通のブラッシングでは痛みを感じなくても，つまようじ法では痛いというケースはどのように対処すればよいでしょうか？

⮕ 回答 16 初診でつまようじ法を行うと痛みを訴える方には，毛先の角度を直角にせず歯の先端側に傾ける，ブラッシングの力を弱める（グリップの力を弱める）で対処しています．この２つのいずれかで痛みを緩和することができます．痛みは炎症の５徴候の１つですが，最も早く消失します．初診時に最初のブラッシングで痛みを訴えても，２回目の歯磨剤をつけたブラッシングでは軽減しているケースが多くあります．また，来院２回目にはほとんど痛みを訴えることはありません．したがって，初診時だけ注意が必要です．痛みを訴える患者さんに軟らかい毛の歯ブラシを使うという意見がありますが，軟毛歯ブラシで炎症が治癒するかどうかの確証はありません．宿主強化療法のつまようじ法はエビデンスを基にして開発されたものですから，特定の１人や２人の意見や感想で軟毛歯ブラシを勧める（Opinion-based practice）立場とは異なります．

? 質問 17 口腔前庭が狭い人のつまようじ法ブラッシングがなかなか上手にできません．よい方法があったら教えて下さい．

⮕ 回答 17 難しい症例ですが，患者さんに閉口してもらい，毛先を歯と歯ぐきの境目にあてます．そして歯ブラシの毛先が切端側に向くように歯ブラシの柄を回転して歯間部に押し込んでいきます．皆さん一人ひとりが工夫していただけたらと思います．

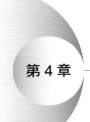

第4章 今までの歯周治療を批判的にみてみよう

1．原因除去療法と対症療法

　従来の歯周治療は，原因除去療法（病気の原因を取り除き，再びよせつけない）と考えられている．その根底には「歯周病の原因は歯垢で，歯垢が増えると歯肉炎が起こり，歯垢が取れると歯肉炎が治まる」という実験結果によっている（図2，p.11）．また，大昔から歯石が歯周病の原因とされてきたので，歯石除去と歯垢の付着防止を歯周治療の大原則としている．

　急性炎症ではこの原因除去療法は功を奏しているが，慢性炎症においては必ずしも成功していない．一般に慢性炎症は完治することがなく，病原菌を特定することが困難な場合が多い．急性の感染症にかかっても，完治する人としない人に分かれる．慢性炎症に移行する人の多くは，宿主の抵抗力が落ちている．だから，宿主の抵抗力を強化することが慢性感染症である歯周病には効果的である．

　これに対して，対症療法とは表面的な症状の消失あるいは緩和を目的にした治療法であり，姑息的療法ともいわれている．既述したように歯肉縁下歯石は歯周病の原因ではなく，既に炎症が起こっているところにできたもので，炎症の結果とも考えられる（p.56）．そのため，歯石除去や歯周外科は対症療法にあたる．ブラッシングは歯垢除去を目的にしているが，歯周病の原因とされている歯垢は歯肉縁下歯垢であり，ブラッシングで除去することはできない．つまり現在一般的に行われているブラッシングは原因除去療法とはいい難い．しかし，病気は直接の原因と複数の遠因が重なり合って起こるので，対症療法と原因除去療法の区別は明確にできていない．

　現在，日本中の歯科医院で行われている歯周治療は，医療保険で認められ，日本歯周病学会のガイドラインに沿っている．また，世界中の歯科医院で行われているといっても過言ではない．それほど日本の歯周治療は世界の最先端を

走っている．しかし，この治療は対症療法がほとんどで，宿主強化療法がない．

　現在の歯周治療は，ブラッシング指導，歯石除去，精密検査，歯根面滑沢化（スケーリング・ルートプレーニング）を行う．その後，再度精密検査，歯石除去と歯根面滑沢化，感染している組織を取り除くために歯周ポケット搔爬術，そして歯肉剝離搔爬術（フラップ手術）に移る．歯肉を切って歯根面を直視できるようにして，そこについている歯石や歯垢を取り除く．その後，ヤスリを使って歯根面を滑沢にし，歯垢ができるだけつかないようにする．これを歯肉切除術という．さらに歯周ポケットが深い場合は歯周ポケット搔爬術やフラップ手術という歯肉を切開・反転して歯根面を露出し，歯石・歯垢の除去と根面滑沢化を行った後，歯肉をもう一度元に戻して縫い合わせるという治療法を適用する．

　歯周病の保存療法と歯周外科に共通しているのは，歯垢・歯石を取り除くことである．それでも治癒しないのは，歯垢・歯石がきれいに取れていないからといわれている．「むし歯を予防するために歯を磨こう」とよく似ている．歯磨きをしてもむし歯ができると，「磨いていると磨けているとは違う」という．それで，「寝かせ磨き，仕上げ磨き」が流行り，それでもむし歯ができると，「100％磨き」という．しかし，今では「歯磨きだけではむし歯は予防できない」というのが常識になっている．科学的な考え方やPDCA（p.10）を実施していれば，こんな失敗は繰り返さなくてすんだのである．

2．今までの歯周治療の理論
1）実験的歯肉炎（p.11，図2）をどうみるか？

　歯垢が歯肉炎の原因であるとした介入実験（図2）を，一度立ち止まって考えてみよう．この実験では歯肉縁上歯垢に注目し，辺縁性歯肉炎に直接関係している歯肉縁下歯垢ではない．歯肉縁上歯垢と歯肉縁下歯垢は環境も組成も異なるから，同一視することはできない．歯垢の質も考慮されていない．だから，歯肉縁上歯垢と歯肉炎の結果を辺縁性歯周炎に応用するには無理がある．また，歯垢指数は歯面についている歯垢の面積を指数化したもので，歯垢の面積が歯肉炎の増悪に関与するとは考えにくい．歯肉辺縁の歯垢（PCR）が歯肉炎に関係するのはまだわかる．そのため，図2から歯垢と歯肉炎の発症に相

関関係は認められるが，因果関係があるとまではいえないと思う．

2) ブラッシング指導で歯周病は治る？

歯周治療には必ずブラッシング指導が入っている．私は従来の歯周治療の中で最も効果があるのはブラッシングだと思っている．ブラッシングの効果は歯周治療をしている全員が認めているが，ブラッシング指導の成果となると術者によりまちまちだ．

ブラッシング指導の目標は，指導を受けた人が実践し成果を上げることである．成果とは，歯肉出血が改善し，歯の動揺が治まり，歯周炎の再発がなくなることである．この成果を確認せずに行うブラッシング指導は，無為に等しい．医療保険でもブラッシング指導成否の評価基準がないので，「歯科衛生士が○分間指導した」とカルテに書くだけで請求できる．ブラッシング指導が上手な歯科衛生士ほど早く歯周病を治すので，保険収入が減ってしまうというおかしなことが起こる．歯肉出血が止まる（潰瘍の治癒）を1つのゴールとすれば，上手な歯科衛生士は数回でゴールに達し，未熟な歯科衛生士が担当すると患者さんに何回も通院してもらわなければならない．

宿主強化の考え方からすれば，つまようじ法は歯肉細胞を活性化して感染に負けない歯肉にするための治療であり，ブラッシング指導をして患者さんにやらせるのではなく，歯科医師・歯科衛生士が術者ブラッシングをすることが基本である．

3) 歯石除去（スケーリング），ルートプレーニングは効果がある？

歯石除去はヒポクラテスの時代から行われていた．重度の歯周病だった人の歯の周りに歯石がついていたので，歯を清潔にするため歯石除去をしたのだろう．歯石除去をすると一時的には症状は改善するため，現在まで受け継がれている．しかし，再発する．再発するのは，歯石が歯周病の原因であるという考えに無理があるからである．EBM（p.47）が注目されている現代，そのエビデンスはどこにあるのだろう．

ルートプレーニングは歯根面を滑沢化し，歯垢の付着を予防することが目的だが，滑沢なエナメル質にまで細菌は付着するので，どれほど滑沢なセメント質や象牙質に仕上げてもいとも簡単に付着する．また，ルートプレーニングにはセメント質に入り込んだ菌体内毒素を除去する目的もあるが，それによって

どれほどの菌体内毒素が取れ，効果が上がるのかわからない．

ネズミの歯肉溝に毎日数μgの大腸菌の菌体内毒素（セメント質に付着している菌体内毒素の量とは比べ物にならないほど大量）を塗布して，実験的歯肉炎を起こした．その後塗布を中止すると，いくらかの菌体内毒素は残っているはずなのにネズミの歯周病は治っていく．菌体内毒素がセメント質内に残っていたとしてもそれは歯周病発症の閾値内の濃度なのだろう．

スケーリングやルートプレーニングは，やらないよりはやった方がよいだろう．しかし，2回も3回も行う必要はない．歯ブラシの毛先が歯面にきちんと届いていれば歯肉縁上歯石はほとんどできない．また，歯肉出血が止まれば歯肉縁下歯石はできないはずだ．

4）歯周外科治療は必要か？

従来の歯周治療では，歯周保存療法で治癒しない場合は歯周外科治療に移行する．歯周外科治療の目的は歯垢・歯石の除去と再沈着の予防である．PDCAをあてはめてみると，歯周外科治療をしたことによって歯が長もちしたかが問題となる．30年くらい前のアメリカの論文[19,20]では，歯周外科治療を受けたグループと受けていないグループの歯の寿命に差がなかったという．歯の寿命に関係しているのはブラッシングができているかどうかだった．ブラッシングがうまくできれば歯は長もちする可能性が高いが，歯周外科治療では差が認められない．

一方，歯周外科治療をすることによって効果があったとする論文[21]もある．病気を治し予防する歯科医療では歯周病がなくなればよいので，深い歯周ポケットを切り取れば（歯肉切除術），歯周ポケットがなくなり目的を達成する．しかし，その手術によって歯の寿命が短くなれば，本末転倒である．歯肉剥離掻爬術も成果が上がっているのか疑問である．図25は歯周ポケット掻爬術と歯肉切除術，歯肉剥離掻爬術を行った後の歯を支えている歯槽骨の面積を調べたものである[22]．歯周ポケット掻爬術後は歯槽骨が増えているが，歯肉切除術や歯肉剥離掻爬術をした後では逆に減っている．歯槽骨が減るということは歯の動揺が増す可能性があり，歯の寿命は短くなる．歯槽骨が減ってしまう治療にどんなメリットがあるのか，理解に苦しむ．

図26は動揺のない歯の百分率を示したものである[23]．4つのグループとも

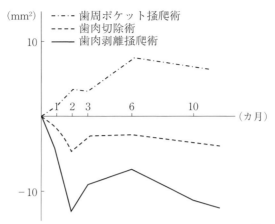

図25 3つの歯周治療後の歯槽骨の面積の推移[22]

歯周ポケット掻爬術の後,歯槽骨の面積は増加した.歯肉切除術では術後2カ月までは減少したが,その後一時的な回復がみられた.歯肉剥離掻爬術後2カ月までは急激な歯槽骨の吸収がみられ,6カ月まで回復傾向を示したが,また減少していった

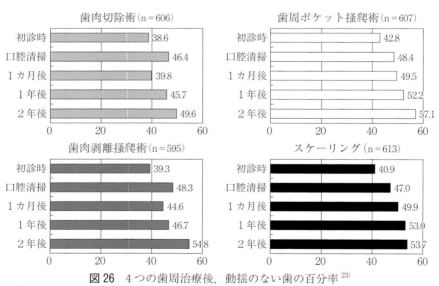

図26 4つの歯周治療後,動揺のない歯の百分率[23]

初診時にすべて口腔清掃を行い,1カ月後4つのグループに分けてそれぞれ治療を行った.4つのグループすべて,口腔清掃によって動揺のない歯は増加した

口腔清掃をした後は動揺のない歯が増え，スケーリングや歯周ポケット掻爬術をしたグループでは動揺のない歯が増えている．それに対して，歯肉切除術・歯肉剥離掻爬術を行ったグループは処置の1カ月後は動揺のない歯が減って，その後かえって悪くなっている．しかも元に戻るのに1〜2年もかかっている．

これらの論文から推論すれば，歯周ポケット掻爬術以外の歯周外科治療は歯の動揺を増し，かえって歯の寿命を短くしていると考えられる．

5) 歯周組織再生療法（GTR：Guided tissue regeneration）で劇的に回復する？

歯周外科治療を実施すると，ほとんどの症例で歯根が露出する．炎症がひいても後遺症として歯根露出は残る．しかも発病に至った環境や宿主の改善は行われていないので，病状の進行は露出した歯根の部分から再スタートし，かえって歯の喪失を早めてしまう．そこで近年，歯根膜や歯槽骨を再生させる治療法（GTR）が行われるようになった．

歯肉上皮の再生は他の歯周組織の再生より早いため，上皮が根尖側に進入・増殖し，長い付着上皮が歯根膜や歯槽骨の再生を妨害し期待した結果が得られない．そこで膜（メンブラン）を使って上皮細胞が根尖側に進入するのを妨げ，上皮の再生方向を歯冠側に向け，歯根膜，歯槽骨などの歯周組織が再生できるスペースと時間を確保しようとした画期的な発想の治療法である．しかし，いまだ評価できるまでには至っていないのが現状である．歯槽骨が増えたとか炎症症状が改善したという症例報告はみられるが，GTRによって歯の寿命が延びたという疫学的な報告はみあたらない．

6) 初診時全顎除染療法（OSFMD：One-stage Full-mouth Disinfection）とは？

近年，歯周外科治療をしても成果が確認できていないため，疑問が出ている．歯の動揺の改善やアタッチメントレベルの回復もみられない．歯肉出血は一時的にはなくなるが，また再発する．それに気がついた歯科医師はだんだん歯周外科治療をしなくなってきた．それに比べ，歯周ポケット掻爬術は成果が確認されている（図25, 26）．

そんな時，「初診時全顎除染療法」という治療法が発表された．歯周病原菌が口腔内で感染を拡大していくと考え，初診日に一度にスケーリング・ルートプレーニングをするのである．初診時から24時間以内に全顎にわたって徹底的なスケーリング・ルートプレーニングをし，その後ブラッシングと洗口剤で

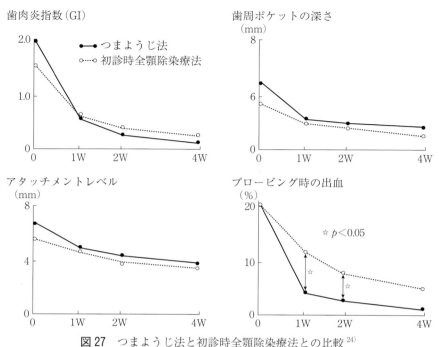

図27 つまようじ法と初診時全顎除染療法との比較[24]
現在最も良いとされている初診時全顎除染療法と比較すると，つまようじ法は歯肉炎指数，歯周ポケットの深さ，アタッチメントレベルでは有意差は認められなかったが，プロービング時の出血は1週間後には有意に改善された

感染を予防する．なぜなら，上顎のスケーリング・ルートプレーニングを徹底的にしても下顎を放置すれば，下顎の病原菌が上顎へ感染するから一度に済ませてしまおうという発想である．

この初診時全顎除染療法とつまようじ法の効果を比較したのが図27である[24]．4週間の実験期間でつまようじ法の方が，歯肉炎指数，アタッチメントレベル，歯周ポケットの深さにおいて改善していたが有意差はなかった．プロービング時の出血だけは，つまようじ法の方が1週間で明らかに改善していた．徹底的に歯垢や歯石の除去（初診時全顎除染療法）をした場合とつまようじ法をした場合で症状に差はないが，歯肉出血だけはつまようじ法の方が早く

治る.

　原因除去療法という見かたをすれば歯石除去の後，歯周ポケット内の洗浄が有効のように思える．しかし，1980年代の論文[25]をみてみるとヨード製剤で洗浄した場合と，水で洗浄した場合の効果に差はなかった．また，洗浄した場合としなかった場合でも差がなかった．歯肉縁下歯垢が洗いきれなかったのだろう．歯肉縁下歯垢がバイオフィルム状をしていれば，洗浄しただけでは取れない．歯周病原菌がすみやすい環境（温度，湿度，嫌気度，血液等）であれば，ほんの少量残っているだけですぐ定常状態（その環境ではもうそれ以上増えない状態）にまで増殖してしまう．

　初診時全顎除染療法で徹底的に歯垢や歯石を取るよりも，つまようじ法で歯肉を強くする方が効果的であることは，現在の常識・パラダイムを覆すと思う．

7）歯周内科療法の効果は？

　歯周病の病原菌として真菌も関与していると考え，抗菌薬と抗真菌薬を併用して内服する治療法が歯周内科療法である．重度の歯周病には非常に効果的である．日本で開発された治療法であるが，日本歯周病学会ではこの治療法を認めていないので，当然のことながら医療保険では認められていない．

　歯周内科療法を実践した症例[26, 27]をみると，良く改善している．重症例においては，少なくとも現行の医療保険の治療法よりは有効である．しかし，完治する症例は少なく，再発することが懸念される．ここに慢性疾患の原因除去療法に限界があるように思える．つまようじ法は宿主を強くして歯周病を治そうとするので，歯周内科療法とは治癒の機転が違っている．重症患者では歯周内科療法とつまようじ法を併用すれば相加効果が得られるだろう．

8）ホープレス・ティースとは？

　アメリカ，カナダの歯科医師はホープレス・ティース（希望がもてない歯）という言葉を使う．患者さんの1本の歯をホープレス・ティースと診断して抜歯に進む．ホープレスとは一体誰にとってのホープレスなのだろうか？　歯科医師にとってはホープレスだが，患者さんにとっては大事な歯で，決してホープレスではない．歯科医師がホープレスといって，抜歯することを患者さんに納得させようとしているのではないか？　「私には希望がもてない歯です」と

1人の歯科医師にいわれても，他の歯科医師に診てもらえば長もちさせてくれる可能性もある．

　歯科医師に豊富な知識と高い技術があれば，患者さんが死ぬまでその歯をもたせることができるはずである．歯科医師の知識と技術の評価は，インプラントを何本植立したとか歯を何本抜いたではなく，1人の歯科医師がホープレス・ティースといった歯を何本抜かずにもたせたかであると思う．それが歯科医師の本当の実力である．

9）抜　歯
　病気を治しなくすために，抜歯は必要である．歯がなければ，むし歯も歯周病も存在しない．しかし，それでは国民の健康な生活を担保することはできない．咀嚼能率が落ち，食べる楽しみが半減し，認知症の可能性も出てくる．抜歯して歯がなくなり，第三次予防が終わった後は第一次予防の疾病の予防だが，それは抜歯した歯とは別の歯に対する第一次予防の適用である．抜歯をしなければ，口腔内全体の歯の寿命は明らかに伸びる．これが，「病気はなくなればよい」という歯科医療（Disease-oriented concept in dentistry）の限界である．

　病気を治し，なくすために抜歯は必要だが，患者さんの健康を保持増進するための抜歯が必要であるという証拠は少ない．健康増進の歯科医療（Health-oriented concept in dentistry）の考え方からすれば，抜歯を簡単には容認できない．咀嚼能率を上げるための抜歯や認知症になる可能性を下げる抜歯もない．患者さんの健康を保持増進するため何ができるかを考え，歯を保存し，活用する方法を考え出すのが歯科医師の仕事である．咬合力，咬合接触面積は歯の数に比例していて，動揺歯の有無とは関係がなかった（p.48，表8）．抜歯すると口腔内の歯の数は減って，咬合機能は落ちてしまう．歯周病による動揺歯でも，腫れない，出血がない，痛みがない状態を保てたら，抜歯する必要はない．

3．歯周治療の「ウソ，ホント」
1）歯ブラシの毛で歯周ポケット内の歯垢を除去できる？
　テレビのコマーシャルに，歯ブラシの毛先が歯周ポケット内の歯垢をサッと

取り除く映像がある．想像上の画像としては面白いが，そんな状態はなかなか起きないし，歯周病が治ることはあり得ない．まず，歯ブラシの毛束の1本の毛だけを歯周ポケット内に入れることは難しい．同じ長さの毛でできている毛束は，1本だけ歯周ポケットに入れようとしても隣の毛が邪魔をして歯周ポケットの奥の方まで入れることはできない．ましてや，歯周ポケット内で毛先を水平に移動することは相当硬い毛でなければ無理だと思う．

　歯垢はバイオフィルムといわれ，台所やお風呂の排水溝のぬめりや川底の石についている苔のようになっている．このような粘性があるバイオフィルムを1本の毛でサッと取り除くことはできない．患者さんの歯を歯垢顕示した後，患者さんに指導しているブラッシング法で術者ブラッシングをし，もう一度歯垢顕示をしてみてほしい．相当量の歯肉縁上歯垢が残っている．歯垢が古くなればなおさら簡単に除去できない．目でみえる歯肉縁上歯垢でもこの状態だから，歯肉縁下歯垢を1本の歯ブラシの毛で除去するのは無理だ．

2）ブラッシングが歯肉縁下歯垢に影響を与える？

　歯垢・歯石の除去を主眼に置いて歯周治療をしていた頃，ブラッシングだけで歯肉の状態が改善することがわかった（**表7**）．歯肉炎に直接関係するのは歯肉縁下歯垢であるが，ブラッシングでは歯肉縁上歯垢しか取れない．それなのになぜ，歯肉炎が改善するのだろうか？

　―――1980年代，「歯肉マッサージは古い考え方で，歯垢を除去することが科学的な考え方である．マッサージは筋肉に対してするものであり，歯肉に対しては行わない」といわれていた．ブラッシングだけで歯周炎が治る現象をいかに説明するかが課題だった．「ブラッシングで歯肉縁上歯垢を取れば，除去された部分は外気にさらされ，嫌気的な環境から好気的に変化するので嫌気性菌である歯周病原菌が棲息できなくなる．そのために歯周炎が治るのだろう」と考えられていた．しかし，6〜7mmもある歯周ポケットでは，ブラッシングによってポケット底の嫌気条件は変わらないと考える方が妥当である．通常，歯周ポケットの深い部位はブラッシングだけでは治らないと思われるが，歯の動揺は改善され，ブラッシング時の出血が止まり，歯周病の急性発作もなくなる．つまり，歯周ポケットの嫌気的な状態がブラッシングによって好気的になるという説明には無理があると思う．

現在，私はブラッシングによって宿主の歯肉が強くなると歯肉出血が止まり，歯周病原菌の栄養が断たれるために歯周ポケット内の細菌叢が変わり，歯周病の症状が改善されると考えている．

3) 歯石が歯周病の原因？

歯石除去をすると，一時的に炎症は治まったかにみえるが再発する．歯石沈着がなくても歯肉炎が起こることも多い．歯石が歯肉炎の原因であるなら，相関関係があるはずである．しかし，歯石と歯周病の間で相関関係がないというアレクサンダーの論文[28]がある．確かに目でみて歯石がないところにも歯周炎は起こっているので，歯周病の原因として歯石以外のものがあることは間違いない．

歯石は歯垢が石灰化してできると考えられている．石灰化は，歯垢を構成している細菌の内部から起こることが多い．細菌の中に石灰化物の核ができ，その核が大きくなっていく．菌体内に石灰化物がたまるということは，すでに細菌は死んでしまっているので，歯石の生物学的活性はほとんどない．

また，歯石の為害作用として物理的な刺激があげられているが，歯石の表面は歯垢で覆われ，表面がザラザラした特有の刺激があるとは思えない．さらには，考えられる表面粗さの刺激で炎症が起こるとも思えない．歯石の灰分は歯肉縁上歯石は唾液由来，歯肉縁下歯石は血液由来である．唾液のカルシウムはスタセリンやプロリンリッチプロテインというたんぱく質と結合していて，水に溶けた状態になっているが，細菌由来のたんぱく分解酵素で分解されるとカルシウムを放出する．歯肉縁上歯石の好発部位は上顎第一大臼歯の頬側と下顎前歯部の舌側で，三大唾液腺の開口部に相当する．しかし，歯肉縁下歯石は場所を選ばない．

歯肉縁下歯石は炎症の原因ではなく，結果である．しかし，歯肉縁下歯石を取れば歯周炎が一時的に治るという事実を見過ごすわけにはいかない．この事実を東北大学の山田　正名誉教授はNPO法人お口の健康ネットワーク合同セミナーで，「歯周ポケット内にスケーラーのチップを挿入することにより，歯肉縁下歯垢の細菌叢がかき乱され，栄養の連鎖や酸化還元電位が崩れて細菌の活性が低下し，炎症が一時的に消退する」と説明している．また，歯肉縁下歯石が除去されたから炎症がひいたとしても，再発する．再発した時は歯肉縁下

歯石はそれほどついていないはずだが，それでも再発する．再発の原因は歯肉縁下歯石ではないとすると，何が原因と考えたらいいのだろうか？

なかなか歯肉の腫脹や排膿が治らない歯を抜歯したら，歯肉縁下歯石がいっぱいついていた．すると，「歯石除去が不十分だったから治らなかった」と信じる歯科医療従事者もいる．歯肉縁下歯石は暗褐色をしている．黒色は血液中のヘム鉄という．歯肉縁下歯石が血液成分を含んでいるのは，出血している部位にできた証拠だと思う．歯肉縁下歯垢が石灰化するためのカルシウムは，血液から供給されると考えられる．すなわち，炎症が起こって出血している部位に歯肉縁下歯石ができたと考えるのが妥当である．

実験的歯肉炎のグラフ（**図2**）をみると，ブラッシングを中止して3〜4日すると炎症が起こっている．また，歯垢が石灰化するには3〜4日かかっている．炎症が目でみえるようになる時期と，顕微鏡下で歯垢が石灰化する時期はだいたい一致している．歯垢の石灰化と歯肉炎の発症が同時に起こっていることから，歯石が歯肉炎の原因であると考えるのは無理だ．因果関係は原因が先で，結果が後から起こってくるのが普通である（関連の時間性）．

4）歯周ポケット2〜3 mmは正常？

歯科衛生士学校の学生から，「私のPD（probing depth：歯周ポケットの深さ）は2〜3 mmですが，ブラッシングしたら出血します．それって炎症がある証拠ですよね？」という質問を受けた．考えてみたらよくある事例だ．通常，歯周ポケットの深さが2〜3 mmの場合は正常と教えられているし，教えてもいる．正常の歯周ポケットから歯肉出血がみられるというのもおかしい．歯肉出血は外出血で，外出血したということは歯周ポケット上皮が潰瘍を起こしている．だから炎症は起こっている．一方，つまようじ法を行っている人の歯周ポケットの深さは0.5 mmくらいがほとんどで，2〜3 mmになると肉眼的に浮腫や腫脹があるようにみえる．

つまようじ法を行っている人の歯肉はひきしまって，歯周プローブが挿入できない症例が多い．歯肉の色はきれいなピンク色で，スティップリングがみられることが多い．また，X線像では歯槽硬線が明瞭に観察される．

イヌにスケーリング・ルートプレーニングをして歯肉組織を顕微鏡でみてみると，上皮と結合織との境界は不明瞭で炎症性細胞浸潤がみられる．ブラッシ

ングした部位は炎症性細胞浸潤はなく，上皮の境界も明瞭である（図11）．つまり，スケーリング・ルートプレーニングだけでは炎症をひかせることはできなかった．われわれが「健康な歯肉」と考えていた歯肉には炎症が残っていた．それに気づかずに，「2〜3 mmの歯周ポケットは正常範囲内である」と結論づけたのではないだろうか．病理学的な見方と臨床的な見方は違うと思うが，2〜3 mmのポケットを正常とすると，臨床において炎症がある歯肉を見落としている可能性もある．炎症をみる目を養っておくことも必要である．そのためにはつまようじ法を実践して正常歯肉を再現して観察してほしい．

5）歯周病の指標とは？

アタッチメントレベルはセメント-エナメル境から歯周ポケット底までの距離である．アタッチメントロスがみられるところはもともと歯根膜があった場所だが，歯周病の進行とともに破壊されてしまった．したがって，歯周病の進行の度合いを表す．例えば上顎の中切歯の場合，歯根長の平均は12 mmとされているので，アタッチメントレベルが6 mmであれば，歯を支えている歯周組織の面積は健全歯の50％以下と推量できる．歯根は歯冠部ほど太く，根尖にいくに従って細くなっているので，厳密には残っている歯根膜の面積がアタッチメントレベルと歯根長の比に比例するわけではないが，推測はできる．

歯周ポケットの深さは歯肉辺縁から歯周ポケット底までの距離で，歯周ポケットが深い部位は歯周病が進行しているとおおまかに判断できる．しかし，歯肉の腫脹の程度によって変わってくる．腫脹が治れば歯周ポケットの深さは浅くなる．アタッチメントレベルが悪化していなくても，歯肉に浮腫があれば歯周ポケットは深くなる．

また，歯肉切除術をしたケースでは当然歯周ポケットの深さは浅くなる．歯周ポケットの深さを歯周病の評価基準にしている限り，歯肉切除術をすれば歯周病は治ったことになる．たとえ，歯肉切除術の結果，歯の動揺が増し，歯根が露出し，知覚過敏が現れ，ついに抜歯したとしても歯周ポケットがなくなれば歯周病が治ったと評価されてしまう．「歯周ポケットは悪だから歯周ポケットを取り除く」という考えに従えば歯肉切除術は受け入れられるが，健康の保持増進という観点からすれば，「歯の動揺が増し，歯根が露出する」歯肉切除術が推奨される根拠は少ない．

さらに，歯周病原菌の有無に関する検査は，その部位が今後どのような運命をたどるかという予後の推定に使われるのがいいだろう．歯周病原菌の多くは血液成分を必須栄養素としていることから，出血している部位では陽性反応がみられるはずである．逆に，出血していないところでは歯周病原菌はなくなっていくから，陰性反応がみられるはずである．つまり歯周病原菌検出キットは歯肉溝からの出血を反映していることになる．臨床の観点からはブラッシング時の歯肉出血を判定するだけで十分のような気がする（p.60）．

6）歯周病原菌が全身に及ぼす影響は？

　近年，歯周病と全身疾患との関連が注目を集めている．心内膜炎患者の動脈から歯周病原菌（*P. gingivalis*）がみつかったことから，歯周病原菌が心内膜炎を起こすという推論がなされた．すると，「心内膜炎を予防するために歯周病原菌を消失させなければならない．そのためには，ブラッシングとスケーリング，ルートプレーニングが必要である」という論が展開される．しかし，それで成果があがるのだろうか．

　歯周病患者が心内膜炎，狭心症や心筋梗塞になる確率が高いことから，歯周病と心疾患が関連していることは間違いない．しかし，歯周病原菌が1個病巣から発見されたからといって，「その菌が心内膜炎の原因である」と結論するのは早計である．疫学では偽相関とか間接相関という考え方があり，直接相関とははっきり区別している．たとえ直接相関があっても，因果関係にはならない．ブラッシング時に出血がある人は歯肉溝や歯周ポケットに潰瘍ができている．潰瘍ができているということは，感染の第一次感染防御機構である皮膚が破れているので，細菌は簡単に体内に入る．ブラッシングやスケーリングをしただけでも一時的な菌血症になるといわれ，心内膜炎の人でなくても歯周病原菌が血管内でみつかる頻度は高いであろう．数多くの細菌が身体の至る所に存在するが，生息に適した環境では定着・増殖できる．これを感染という．感染が成立してから発病するのが疾病の常識であり，定着・増殖せずに発病するとは考えられない．

　一方，活性酸素は好中球によっても産生される．潰瘍面は好中球が何層にも集まって，細菌が体内に侵入するのを防いでいる．そこで好中球は細菌を貪食し，細胞内で活性酸素を出して殺菌する．その後の好中球は融解し，吸収され

てしまう．好中球の融解が多い場合は膿として局所にたまる．いずれにしても残余の活性酸素は血中を通って全身に運ばれる．この活性酸素がDNAの変性やミトコンドリアに作用し，糖尿病，各種の炎症，老化，循環器疾患に関係している（図10）．だから，歯周病が肥満や早期産，間接リウマチ，誤嚥性肺炎に関与している可能性は十分にある．

点滴療法研究会のグループは，活性酸素のような過酸化物が慢性変性疾患のほとんどに関係し，ビタミンCのようなスカベンジャーを投与・点滴することによって治療できるといっている．歯周病と全身疾患の関係について活性酸素を絡ませて考えると面白いと思う（図10）．

7）「よい患者」と「悪い患者」って？

「よい患者」と「悪い患者」の違いは何だろうか？　「あの患者さんは何回いってもだめ．どうしようもない……」と歯科医療従事者にいわれると悪い患者になる．よい患者とは，なんでも「はい，はい」といってくれて，それなりの効果が出る人と考えられている．経験からすると比率は，よい患者は20％弱で，悪い患者は5％前後だろうか．医療従事者がよい患者だけを相手にしていたのでは，国民の健康な生活を確保することはできない．一生自分の歯で食べられる社会にするためには，よい患者以外の残り80％の人々を対象にしなければならない．

今までのブラッシング指導は歯磨きの方法を患者さんに教え，患者さん自身にブラッシングをさせて歯垢指数が減ることを目的にしてきた．歯垢が原因であると考えれば，患者さん自身にブラッシングさせる方法もあるだろう．しかし，炎症は宿主の防御反応で，その防御反応が弱って発病するなら宿主の防御反応を活性化させる必要がある．つまり，ブラッシングで宿主を活性化させようと思ったら，歯科医師・歯科衛生士が自らの技術ですべきで，それは治療の一環であると思う．歯科医師・歯科衛生士の歯科保健指導が未熟なため，モチベーションに失敗して悪い患者にしてしまったとも考えられる．

8）ブラッシング指導と評価

最近，医療の世界でも「PDCAが大切である」といわれるが，今まではどうも評価の部分が抜けていたように思える．評価をする癖がつくと，無駄な治療はしなくてすむ．歯石除去で出血が止まったのか，つまようじ法ブラッシン

グと比べてどうか等，評価することが日常的にできるようになると，効率的な治療ができる．

───ネットサーフィンをしていたら，「技術というものは，教科書を読んでその通りにやればできるというものではありません」という文言が目に入った．

───なるほど．じゃ，どうすればいいのだ？

自分がやろうとしているゴールを知り，その理論を理解し，理論に沿って手を動かし，成果を評価するというステップを何回も繰り返して上達するのである（理論―実践―成果）．手を動かす方法だけを知っていても優秀な技術者にはなれない．「ここはこうしなさい，あそこはこうです，そうではなくてこうです」という指導は，真の教育ではない．自己流を押しつけるだけである．現場での歯科衛生士教育はこの教育方法が主流で，自分の流儀以外の方法は認めていない．これは経験主義で，学問に裏づけられた医療（EBM）とはいえない．

もう一歩つっ込んで考えて，なぜそのような処置をするのか？　どのような結果が得られるのか？　期待した結果が得られなかったらどうしたらいいのか？　を自分が行う処置に当てはめてみる．つまようじ法ブラッシングは学問（理論と実証）に支えられているから，そのゴール（歯肉出血や歯の動揺，歯周炎の再発や急性発作，口臭の改善など）を知り，なぜ効果が出るのかという理論を理解して実践する．出血は治ったか？　動揺は改善したか？　を評価する癖をつけ，自分で判断ができる歯科医療従事者になることが大切である．ブラッシング指導は技術指導をすればいいというものではなく，動機づけをして患者さんの行動変容を起こさせることである．そして行動変容が起きたかどうかでブラッシング指導を評価しなければならない．患者さんからブラッシングについての質問が出れば成功したといえよう．

4．歯周治療を評価する
1）評価の方法

歯周病が治ったとは，どういう状態をいうのだろうか？　例えば，「歯肉が腫れない」「歯肉からの出血がない」「膿が出ない」「歯の動揺が止まった」などである．歯周病の進行によって治癒の状態も変わるが，何回も腫れる，痛

む，膿が出る，歯がしみるなどがなく，一生その歯が使えたらそれでよしとしよう．

現在の歯周病の臨床検査として，歯の動揺度，歯周ポケットの深さ，歯周ポケット測定時の歯肉出血，歯垢付着の程度，X線検査などが行われている．歯の動揺度とX線検査，歯周ポケットの深さは，歯周病の重症度を測るために使われている．重度の歯周病は抜歯することが認められているから，歯の動揺度とX線検査は抜歯するかどうかの判定に使うが，一方では歯科医師が抜歯をするための免罪符になっていると思う．

歯周ポケットの深さの測定とその時の歯肉出血は歯周病の現状を反映している．したがって，これらの指標の改善を目指して治療が行われるべきで，改善されれば治療効果があったと考えられる．患者さんが来院する度に，改善していなかったら前回の治療の効果がなかったと考えざるを得ない．

歯垢付着の程度は，歯垢除去の達成度（患者さん自身のブラッシング技術の評価）である．また，ある意味では歯科衛生士の動機づけ能力の評価にもなる．動機づけが上手な歯科衛生士の患者さんは歯垢付着の程度も改善されている．

いずれにしても，ブラッシング時の出血がない（歯周ポケットの潰瘍がない）ことが一番大切な指標である．

2）医療保険による歯周治療の評価

歯周病に適応される医療保険の項目をあげていくと，ブラッシング指導，歯石除去，歯周外科が主流であり，その他に不適切な金属冠などのやり直し，噛み合わせの調整，動揺歯の固定，痛みや腫れがひどい場合の抗生物質の投与と抜歯である．これら医療保険に取り入れられているものはすべて対症療法といわれ，日本のほとんどの歯科医院が実践している．問題は医療保険は出来高払い制になっているので，病気が治っても治らなくても，やりさえすればよいということである．「失敗報酬」という人さえいる．歯科医師が失敗をすればするほど患者さんは増え，利益が上がるシステムだからである．上手に治療をすれば短い期間で治ってしまい，患者さんは来なくなるので歯科医院は儲からない．下手な歯科医師が治療すれば，いつまでも通院しなければならないので歯科医院の収入は増える．

つまようじ法による宿主強化療法は他のどの治療法よりも早く歯肉出血を止めることができる．すると，治った患者さんは来院しなくなる．患者さんは幸せになるが，「歯科医院は患者さんが減ってしまうのではないか？」と思われる．実は口コミで評判が良くなって，かえって患者さんの数は増えるのである．医療保険の歯周治療では歯垢が歯周病の原因とされているので，歯垢・歯石を除去することを目的にしている．したがって，治療の評価は歯垢付着量と病気の進行度，すなわち症状の評価で，要素がいっぱいありすぎて成果を判断できないのが実情である．また，出来高払い制も歯周治療の進歩に足かせをかけているようにも思える．つまようじ法を実践し，ブラッシング時の出血を止めさえすれば病理学的な炎症は改善する．潰瘍が存在する証しである歯肉出血を評価基準にすれば，歯周治療にパラダイムシフトが起こるだろう．

3) むし歯予防の轍をふまないために

日本では，大正時代から「むし歯予防のために歯を磨こう」といわれてきた．3-3-3方式や100％磨きが推奨された．むし歯は細菌が原因だから，細菌を完全に除去すればよいという理論である．しかし，その理論では成果が得られなかった．ヒトは細菌から離れて生きることはできないからだ．

―――結局フッ化物の応用が日本の子どもたちのむし歯を減らすことができた．

これを検証してみる必要がある．感染症の古典的な考え方に3つの要因がある．細菌と宿主と環境である．むし歯の予防法として考えられたのは，細菌要因の除去と環境要因としてのショ糖の摂取制限，宿主要因としてのフッ化物の応用であった．確かにむし歯は細菌との関係で発生する．ステファンは歯磨きを4日間止めた後，10％のブドウ糖でうがいをすると3分以内に歯垢のpHが5.5以下になって脱灰することを示し[29]，フォスディックの3-3-3方式にまで発展した．3-3-3方式で歯磨きをしたグループはむし歯が少なかったことから，ブラッシングをして歯垢を取ればむし歯にならないと述べた[30]．ラットを無菌状態にしておけば，ショ糖を大量に食べさせてもむし歯は発生しなかったオーランドの研究[31]から，むし歯の発生に細菌が欠かせない要因であることはわかった．これらの研究は，「むし歯予防のためには歯磨き」という従来の常識をサポートした．しかし，科学的に論を展開しようとしたら，理論と実証

が必要である．歯磨きだけでむし歯予防ができたという論文はきわめて少ない．「むし歯予防のためには歯磨き」は実証できていないのである．

　その後，むし歯の原因菌は？　ミュータンス菌が出す菌体外多糖は？　その合成酵素は？　ミュータンス菌の遺伝情報は？　また分類はどうなっている？　むし歯のワクチンは？　などいろいろな研究がなされた．より臨床に近い研究としてはう蝕活動性試験がある．また，菌体外多糖の分解酵素を歯磨剤に入れた研究もある．しかし，これらの研究がどれほどむし歯予防に貢献したのだろうか？　本来はそれらを評価しなければならない．PDCA（p.10）である．う蝕活動性試験に関しては医療保険に導入された経緯もある．その試験をして治療法が選択できるのだったら価値はあるが，試験をしてもしなくても治療法，予防法が同じであったら試験の価値はない．

　―――人類は細菌がはびこる地球上に現れ，細菌の侵襲に耐えられるような体になってきた．細菌も次から次へと新種が出てきて，細菌だけに限らず，ウイルス，原虫などを含めた病原体との戦いになった．むし歯に関していえば，ミュータンス菌が原因菌と考えられている．このミュータンス菌は至る所に存在しているが，他の常在菌が優勢な場所では静かに潜んでいる．しかし，ショ糖を大量に摂取する人の口の中では，ミュータンス菌が繁殖する．ショ糖の摂取量を減らせば，ミュータンス菌は減少する．しかし，ゼロにはならない．ゼロになってもどこかからすぐ口の中に入ってくる．歯磨きをしても歯垢はすぐについてしまう．小窩裂溝の清掃は歯ブラシではできないこともわかっている．これが歯磨きだけではむし歯予防はできないという証拠である．寝かせ磨きや仕上げ磨き，100％磨きなどの成果が確認された事実はきわめて少なく，EBMからみれば非常に心もとない話である．

　環境要因としての砂糖の摂取制限は，代替甘味料によってある程度の成果は確認されているが，ショ糖が少しくらいあっても，ミュータンス菌が口の中に残っていても，宿主である歯が酸に負けない状態であればむし歯はできない．口腔内常在菌を取り除いたり殺したりして，むし歯予防をしようという発想には無理がある．今まで，ものすごい数の研究者と研究費（人とお金）が費やされた基礎研究は，いったい何だったのだろうか．むし歯という病気の俯瞰ができていなかったことにその原因があるような気がする……．

「いつ歯を磨けばいいか」「1日何回磨けばいいか」などの議論があるが，フッ化物の応用をしていればたいした問題ではない．

　一方，公衆衛生分野ではフッ化物の応用が叫ばれていた．なかなか広がりはみられなかったけれど，ついに日本でも子どものむし歯を減らすことができた．それはフッ化物入り歯磨剤，フッ化物洗口の成果である．宿主を強化して予防できたのである．

　歯周病研究の歴史も「むし歯予防のために歯を磨こう」と似ている．相関関係と因果関係をごっちゃにしているのである．臨床においては，処置をしたことより成果が上がることが要求される．成果とは「一生自分の歯で食べられる，歯を抜かなくてすむ，急性発作（P急発）がなくなる，排膿・出血がなくなる，快適な口になる」ことである．PDCAを再確認してほしい．また，理論と実証の統合の意味を考えてほしい．

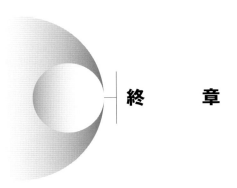

終　章

　この本の出版の話がまとまってから，2年以上が経ってしまった．その間，いろいろな方からのご忠告，ご示唆をいただいて考えさせられたことも多かった．できるだけ素直にそれらを受け入れるように努力してきたつもりであり，そのスタンスはEBM（p.47）である．Moving from opinion-based practice to evidence-based medicine（権威者の意見による臨床から，根拠に基づいた医学への動き）という言葉も思い出される．

　——AP通信は2016年8月，「デンタルフロスの使用に医学的な根拠がみられない」という調査結果を発表した．それに対して，デンタルフロスの使用を推奨しているAAP（アメリカ歯周病学会）は，調査結果を支持する科学的根拠は少ないとしながらも，デンタルフロスの使用方法が間違っているという見解のようだ．AAPがデンタルフロスを支持しているのは，ADA（アメリカ歯科医師会）が推奨しているからである．ADAは1908年からデンタルフロスを推奨しているらしい．また，ADAの理論的根拠とした論文はきわめて信頼性が低いとAP通信は伝えている．さらには，アメリカ連邦政府はAP通信に対して，デンタルフロスの有効性を裏づける研究がないことを認め，「米国人のための食生活指針」からデンタルフロス使用の項目を削除したらしい．AP通信の調査結果が真実であるなら，デンタルフロスの効果を信じてきた人たちは無駄な努力を強いられたことになる．20〜30年前，日本での「磨いていると磨けているとは違う」論争と重なってみえる．Moving from opinion-based practice to evidence-based medicine をよく噛み，味わってほしいと思う．

　日本歯周病学会の調査では，インプラント義歯を装着し歯科医院にメインテナンスに通っていた人でも3年以上すると33％がインプラント周囲粘膜炎に罹患し，9.7％がインプラント周囲炎になっていたという．メインテナンスに通っても4割強の人が炎症を起こしてしまう治療法には，まだまだ改善すべき

余地が残っているように思う．メインテナンスの処置方法が悪いという論もあるかもしれないが，「磨いていると磨けているとは違う」と重なってしまう．そこで，歯垢・歯石を除去する従来の理論とは違った理論を考えてみるのも1つの選択だろう．宿主強化理論に基づいた「つまようじ法」は歯周病の治療・予防に非常に有効である．しかも，その理論は科学的実験に裏づけされたもので，本書に記載されたとおりに実行すれば同じ成果が得られるはずである．同じ成果が得られない場合は，理論を理解できていなかったり，書かれたとおりに実行していないことが考えられる．

現在，推奨されているブラッシング法にはバス法，スクラッビング法などがあり，歯垢・歯石の除去が歯周病の根本的な治療法であると信じられている．これに対し，つまようじ法が目指しているのは宿主（歯周組織）を強化することである．つまようじ法はブラッシングの手技のみならず，歯周病に対する考え方も従来の治療方法とは異なるものである．宿主強化療法にたどり着いて，「炎症とは？　炎症の治癒に何が必要か？　慢性炎症と急性炎症の違いは？　歯肉出血の示唆するものは？　宿主と細菌叢の関係は？」などが以外とすっきり解決できた．歯周病の宿主強化療法はつまようじ法に限ったものではない．今後，他の方法が生まれてくるだろう．現在でも手動歯ブラシだけでなく，電動歯ブラシ（音波振動歯ブラシ）も簡単で利用価値が大きいことがわかっている．

―――私自身のこの境地に至るまでを振り返ってみよう．何の志もなく，広島大学の予防歯科に入局し，フラフラしながら論文を書くのを手伝っていた頃，下宿のおばちゃんにいわれた言葉がある．

「兄ちゃん，毎日毎日遅くまで大学におって何をしてるんや？」
「唾液を集めて酵素を精製してる」
「それでむし歯が減るんかの？」
「わからん…」
「そりゃ，ヤネコイ話だのぉ」

（ヤネコイ＝「面倒な」という広島弁）

広大に就職した頃は，歯科界で英語の論文を発表する先生は非常に少なかった．そんな中，私たちは年2報ぐらい英語の論文を発表していた．カーボン紙

を入れてタイプし，2部を編集者に送るのである．一度ミスタイプをすれば1ページ全部を打ち直させられた．真冬にモルモットの24時間尿をとる時は，ガスストーブを炊いて糞を割り箸で拾って，尿と分けたこともあった．また，低温室に入って4時間も5時間も作業をすることもよくあった．そんな苦労をしても論文が採用されると嬉しくなって，いばり出すのだった．それなのに下宿のおばちゃんは「ヤネコイのぉ」という．価値観の違いである．後から学んだが，福沢諭吉は「活用なき学問は無学に等しい」といっていた．下宿のおばちゃんと同じことをいっている．

　———広島での思い出がもう1つある．広大の歯学部の創設に奔走した高木健吉先生との思い出である．広島県の歯科医師会会長の任期後，日本歯科医師会の副会長になり，毎週月曜日は夜行列車で東京の日本歯科医師会に行き，水曜日の朝，広島に帰ってくるというハードなスケジュールをこなしていた．そのため，火曜日は私が代診をすることになった．新米の歯医者で鼻高(はなだか)だった私は，高木先生に聞いたことがある．

「先生，何で競争相手の歯医者ができる歯学部を作ったのですか？」

「わしはお前を皆実高校の検診に連れて行っているだろう．近頃，高校生の口の中がきれいになったとは思わんか．広大の歯学部ができたからきれいになったんだ」

　———この先生，お金儲けのために歯医者をしているのではなくて，高校生の口の中をきれいにするために歯医者をしている．

「歯医者の仕事は皆の口の中をきれいにすることだ」と教えられた．

「財を残すは下，名を残すは中，人を残すは上」という．高木先生は私を歯医者として残してくれた．私も歯医者を残さなければならないと思う．どんな歯医者を残したらいいのだろうか……．

歯科医師法第1条には，「歯科医師は，歯科医療及び保健指導を掌ることによって，公衆衛生の向上及び増進に寄与し，もって国民の健康な生活を確保するものとする」と書かれている．歯科医師は歯科医療および保健指導をし，公衆衛生の向上および増進に貢献しなければならない．しかし，公衆衛生の向上および増進に寄与する職業は歯科医師だけではない．医師法，薬剤師法にも規定されている．医師，歯科医師，薬剤師が協力して公衆衛生の向上および増進

に寄与することになる．そしてもっと他の職業の人とも手を組んで国民の健康な生活を確保するべきである．健康とは？　公衆衛生とは？　歯科医療とは？　保健指導とは？　を確実に理解し，自分の仕事のあり方を決める．幸いにもわが国においては8020運動が叫ばれた．一生自分の歯で食べられる社会にすることである．そのために，歯科医師として何ができるかが課題になる．歯科医師にとって必要な哲学であると思う．

　第1章でも述べたが，歯学博士の学位をもらって渡米した時のことである．テキサス大学の生物医学研究所では博士課程と修士課程の学生を指導する機会に恵まれた．ある時，ジョーという博士課程の学生に「お前は科学者だろう」といわれた．

　――エッ！　僕は歯医者のドクターなんだけど，ここでは科学者にみえるんだ．科学者にみえるのだったら，科学者になってみよう．

　科学者になるのだったら，科学とは何かを知らなければならない．科学は理論と実証の統合であるという．科学者として考えるとき，事実を基にして論理を組み立て，結論に至るともいう．また，「活用ある学問」を加味したとき，理論，実践，成果を意識することが求められる．

　この科学の目で歯科をみてみることにした．歯が抜かれる原因を調べると，むし歯が第1位で，歯周病が第2位であった．第3位が歯科矯正による抜歯である．むし歯を予防できれば，一生自分の歯で食べられる社会に一歩近づくことができる．現在，これはフッ化物を応用することで可能なのはわかっている．実際，むし歯は激減し，生計を立ててきた歯科医師は斜陽になってしまった．残るのは，歯周病と歯並びである．歯並びに関係する要因は複雑でなかなか手に負えるものではない．それよりも歯周病の方が単純ではないか．歯周病の予防・治療ができれば，一生自分の歯で食べられる社会にまた近づくと思う．

　むし歯の予防で最初にぶつかったのが，「歯磨きだけでは予防ができない」だった．歯磨きだけでむし歯の予防ができるという論文はフォスデイック[30]のものだけだった．それ以降発表された論文は，歯磨きだけではむし歯の予防はできないというものばかりだ．しかし，フッ化物の入った歯磨剤を使えばむし歯の予防はできる．

「歯磨きだけではむし歯は予防できない」というと馬鹿にされた時もあった．「こんな暴言を吐く輩がおる」とも書かれた．その後，小児歯科の教授などから反対の声が上がった．

「歯磨きだけでむし歯が予防できないというのだったら，どうすればいいのだ？」

「フッ素が入った歯磨剤を使えば，予防できます」

「ほらみろ！　歯磨きは必要なんだ」

詭弁みたいなものだ………．

——ふり返ると，歯科医師の間ではいかに上手に早く入れ歯を作れるか，難しい抜歯をいかに早くできるかなどが価値判断の基準になった時もある．いかに大きなブリッジを作れるかを競い合った時代もあった．その写真を発表し，多くの歯科医師が驚嘆の声をあげたものである．一度そのような写真が掲載されると，次から次へ出てくる．患者さんは200万円，300万円のお金を払っている．車1台分を口の中に入れているのである．そんなブリッジも歯の根元がむし歯になると全部をはずさなくてはならない．そして何本かの歯は抜かれる．その結果，なかなか噛み切れない取りはずしの入れ歯に変わってしまう．治療の予後が考慮されていない気がした．

従来の歯周治療をみてみると，必ずしも満足する結果は出ていない．治療をしても，ホープレス・ティースといわれて歯が抜かれているからである．従来の歯周治療を批判的に吟味してみると，ブラッシング以外はすべてが対症療法である．ブラッシングも歯垢除去を目的にしている限り，十分奏功しないこともわかった．歯周治療においては，歯垢・歯石が原因で歯周ポケットが病状を悪化させるという思い込みがある．歯周ポケットを切り開いたり，人工骨を造らせたりする技術を競い，技術の裏づけである理論が軽視され，名を残すことに熱中してしまう．昔の私がそうだった．論文発表でも，歯周治療においてもしっかりした哲学が必要だと思う．

岡山大学歯学部の一学生が「現在の歯科医療をこのまま続けていると，みんな歯がなくなってしまう」といった．技術偏重の歯科医療に対する警鐘であろう．その反省に立って，国民の健康な生活を確保するために歯科医師として何ができるかを考える必要がある．歯科医師法第1条そのものである．

動物実験や臨床研究から，歯周病は宿主を強化することによって予防できるし，治癒することがわかった．しかし，嘲笑や反対を受けることも度々あった．最近，NPO法人「お口の健康ネットワーク」の活動を通じて，少しずつではあるが賛同者が増え，明るい兆しがみえてきた．「フッ化物の応用でむし歯が減るだろう」と予感がした時と非常によく似た感覚である．

　宿主強化療法のつまようじ法は韓国では全北大学の張　起完教授，釜山大学の金　鎮範教授と朝鮮大学の金　同起教授による前著「抜くな　削るな　切るな　つまようじ法で歯も体も健康」の韓国版発行や建陽大学の呉　尚恒教授のご尽力により急速に広がっている．歯科衛生士の国家試験にもつまようじ法が出題された．台湾では林　忠毅先生が中国語版を発行して，普及に力を貸してくれている（図1）．これは朝日大学の磯﨑篤則先生によるところが大きい．磯﨑先生はメキシコでも紹介してくれた．宮崎の新福泰弘先生ご夫妻はシアトルのコイスセンターのジョーン・コイス先生やバルセロナ大学のエドワード・カステロン教授を紹介してくれた．非常に多くの方々のご協力により，それぞれの地で宿主強化療法のつまようじ法が広がりをみせている．

　フッ化物の応用のように，一人ひとりがそんなに努力しなくても「知らず知らずのうちにむし歯が減っている」ような手法が歯周病ケアにもみつかれば素晴らしい．つまようじ法は難しいので，今後は皆が簡単に取り入れられる方法を開発し，一生自分の歯で食べられる社会を早く実現したい．それが歯科医師の使命だと思っている．

　なお，図表の作成や資料をご提供いただいた岡山大学歯学部予防歯科学講座の教室員に感謝申し上げる．

　最後に口腔保健協会の担当者の辛抱強いお付き合いに感謝する．お二人の寛容さがなければこの本は刊行されなかった．

文　　献

1) Miyaura, K., et al.：Rehabilitation of biting abilities in patients with different types of dental prostheses, J Oral Rehabil, 27(12)：1073-1076, 2000.
2) Watanabe, K., et al.：The molarless condition in aged SAMP8 mice attenuates hippocampal Fos induction linked to water maze performance, Behav Brain Res, 128：19-25, 2002.
3) Theilade, E., et al.：Experimental gingivitis in man　II. A longitudinal clinical and bacteriological investigation, J Periodont Res, 1：1-13, 1966.
4) Morita, M., et al.：Comparison of 2 toothbrushing methods for efficacy in supragingival plaque removal. The Toothpick method and the Bass method, J Clin Periodontol, 25：829-831, 1998.
5) 森田　学ほか：歯科修復物の使用年数に関する疫学調査，口腔衛生会誌，45(5)：788-793, 1995.
6) 森田　学ほか：歯口清掃による動揺度の改善　動揺度測定装置（TMC-01）を用いての検討，日歯周誌，29(1)：205-210, 1987.
7) 恒石美登里ほか：Professional toothbrushingによる口臭の改善—ハリメーター®を用いての評価—，日歯周誌, 41（suppl-spring）：98, 1999.
8) 西川真理子ほか：ブラッシングのマッサージ効果，口腔衛生会誌，39：430-431, 1989.
9) Socransky, S. S., et al.：New concept of destructive periodontal disease, J Clin Periodontol, 11：21-32, 1984.
10) Horiuchi, M., et al.：Toothbrushing promotes gingival fibroblast proliferation more effectively than removal of dental plaque, J Clin Periodontol, 29：791-795, 2002.
11) Tomofuji, T., et al.：Optimum force and duration of toothbrushing to enhance gingival fibroblast proliferation and procollagen type I synthesis in dogs, J Periodontol, 74(5)：630-634, 2003.
12) Tomofuji, T., et al.：The effect of duration and force of mechanical toothbrushing stimulation on proliferative activity of the junctional epithelium, J Periodontol, 73(10)：1149-1152, 2002.
13) Sakamoto, T., et al.：Spatial extent of gingival cell activation due to mechanical stimulation by toothbrushing, J Periodontol, 74(5)：585-589, 2003.

14) Miyaura, K., et al. : Comparison of biting forces in different age and sex groups : a study of biting efficiency with mobile and non-mobile teeth, J Oral Rehabil, 26(3) : 223-227, 1999.
15) Ekuni, D., et al. : Proteases augment the effect of lipopolysaccharide in rat gingiva, J Periodont Res, 38 : 591-596, 2003.
16) Silness, J., et al. : Periodontal disease in pregnancy II. Correlation between oral hygiene and periodontal condition, Acta Odontol Scand, 22(1) : 121-135, 1964.
17) Wennström, J. L., et al. : Periodic subgingival antimicrobial irrigation of periodontal pockets, J Clin Periodontol, 14(10) : 573-580, 1987.
18) 森田　学ほか：つまようじ法とフロッシングを併用したバス法とのマッサージ効果の比較，口腔衛生会誌，47(2)：158-163, 1997.
19) Becker, W., et al. : Periodontal treatment without maintenance. A retrospective study in 44 patients, J Periodontol, 55(9) : 505-509, 1984.
20) Ramfjord, S. P., et al. : 4 modalities of periodontal treatment compared over 5 years, J Clin Periodontol, 14(8) : 445-452, 1987.
21) Pihlstrom, T., et al. : Two methods of periodontal therapy compared over 6 1/2 years : Single and multi-rooted teeth, J Dent Res, 62 : 246, 1983 (abstract).
22) 石原彰恭ほか：歯周外科処置後の経過の臨床的研究（特に規格レントゲン写真による歯槽骨の変化を中心として），日歯周誌，21(1)：85-92, 1979.
23) Kerry, G. J., et al. : Effect of periodontal treatment on tooth mobility, J Periodontol, 53(10) : 635-638, 1982.
24) Cakilci, B., et al. : Reduction of gingival bleeding by professional toothbrushing compared to one-stage full-mouth disinfection, Int J Oral Health, 5 : 17-24, 2009.
25) Rosling, B. G., et al. : Microbiological and clinical effects of conventional periodontal therapy and adjunctive subgingival iodine irrigation, J Dent Res, 62 : 245, 1983(b).
26) 津島克正：臨床ドット・コム　抗菌薬・抗真菌薬を用いた歯周内科治療を検証する，デンタルダイヤモンド，12月号，2007.
27) 津島克正：歯周内科治療――夫婦・家族間の感染を考える，デンタルダイヤモンド，11月号，2008.
28) Alexander, A. G. : Dental calculus and bacterial plaque and their relationship to

gingival disease in 400 individuals, Brit Dent J, 129(3) : 116-122, 1970.
29) Stephan, R. M. : Changes in hydrogen-ion concentration on tooth surfaces and in carious lesions, J Am Dent Assoc, 27(5) : 718-723, 1940.
30) Fosdick, L. S. : The reduction of the incidence of dental caries I. Immediate tooth-brushing with a neutral dentifrice, J Am Dent Assoc, 40(2) : 133-143, 1950.
31) Orland, F. J., et al. : Use of the germfree animal technic in the study of experimental dental caries I. Basic observations on rats reared free of all microorganisms, J Dent Res, 33(2) : 147-174, 1954.

著者略歴

渡邊　達夫　（わたなべ　たつお）
- 1968年　大阪大学歯学部卒業
  　　　　広島大学歯学部予防歯科学講座　助手
- 1974年　広島大学歯学部附属病院　講師
- 1975年　歯学博士（大阪大学）
- 1975年　テキサス大学生物医学研究所研究員（米国）
- 1977年　広島大学歯学部予防歯科学講座　助教授
- 1982年　岡山大学歯学部予防歯科学講座　教授
- 2004年　岡山大学歯学部長（〜2006年）
- 2007年　岡山大学名誉教授
  　　　　（一財）倉敷成人病センター研究主幹（〜2014年）
- 2009年　NPO お口の健康ネットワーク理事長（〜2016年）
- 2009年　（学）朝日医療学園 朝日医療専門学校岡山校校長（〜2011年）
- 2011年　（学）進研学園理事長兼ベル歯科衛生専門学校校長（〜2012年）
- 2012年　（学）朝日医療学園 朝日高等歯科衛生専門学校校長（〜2015年）

主な著書

抜くな 削るな 切るな つまようじ法で歯も体も健康（リサイクル文化社）
衛生学・公衆衛生学（医歯薬出版）
予防歯科実践ハンドブック（医歯薬出版）
実践予防歯科（医歯薬出版）
口腔保健学（医歯薬出版）

できる，効果がわかる！　つまようじ法 ─歯周治療における宿主強化療法─

平成29年4月25日　第1版・第1刷発行

　　　著　者　渡　邊　達　夫
　　　発　行　一般財団法人 口腔保健協会
　　　〒170-0003　東京都豊島区駒込1-43-9
　　　　振替00130-6-9297　電話03-3947-8301
　　　　　　　　　　　　　　FAX 03-3947-8073
　　　　　　　　http://www.kokuhoken.or.jp

乱丁・落丁の際はお取り替えいたします．　　　印刷／あづま堂印刷・製本／愛千製本
　　　　　　　©Tatsuo Watanabe 2017. Printed in Japan〔検印廃止〕
　　　　　　　ISBN978-4-89605-335-7　C3047

本書の内容を無断で複写・複製すると，著作権・出版権の侵害となることがありますので御注意下さい．
〈JCOPY〉〈(社)出版者著作権管理機構 委託出版物〉
本書の無断複写は著作権法上での例外を除き禁じられています．複写される場合は，そのつど事前に，(社)出版者著作権管理機構（電話03-3513-6969, FAX 03-3513-6979, e-mail: info@jcopy.or.jp）の許諾を得て下さい．